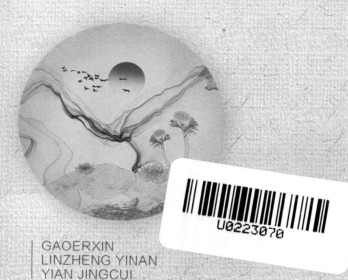

高尔鑫

临证疑难医案精粹

GAOERXIN
LINZHENG YINAN
YIAN JINGCUI

◎ 高尔鑫 著

◎ 董昌武　郑晓华　整理

时代出版传媒股份有限公司
安徽科学技术出版社

图书在版编目（CIP）数据

高尔鑫临证疑难医案精粹 / 高尔鑫著；董昌武，郑晓华整理. --合肥：安徽科学技术出版社，2022.8
ISBN 978-7-5337-6144-8

Ⅰ.①高…　Ⅱ.①高…②董…③郑…　Ⅲ.①疑难病-医案-汇编-中国-现代　Ⅳ.①R249.7

中国版本图书馆 CIP 数据核字（2022）第 119752 号

高尔鑫临证疑难医案精粹

高尔鑫　著

董昌武　郑晓华　整理

出 版 人：丁凌云　选题策划：王　镇　王　宜　责任编辑：王　镇　王　宜
责任校对：程　苗　责任印制：梁东兵　　　　封面设计：冯　劲
出版发行：安徽科学技术出版社　　　http://www.ahstp.net
（合肥市政务文化新区翡翠路 1118 号出版传媒广场，邮编：230071）
　　电话：(0551)63533330
印　　制：合肥创新印务有限公司　　电话：(0551)64321190
（如发现印装质量问题，影响阅读，请与印刷厂商联系调换）

开本：880×1230　1/32　印张：7.5　　字数：200 千
版次：2022 年 8 月第 1 版　2022 年 8 月第 1 次印刷

ISBN 978-7-5337-6144-8　　　　　　定价：40.00 元

整 理 说 明

  本书是高尔鑫教授对其数十年诊疗生涯中部分疑难病证诊疗经验的自我总结和分析。分上、下两卷,九个门类,共计78个病案。每个案例除了详细描述现病史(包括主诉、诊疗经过)外,对中医辨证论治部分(如证候分析、选方、用药等)剖析得尤为详尽;在对临床疗效认真观察的基础上,对其进行了客观的分析,并在诊后漫话部分发散中医诊疗思维,结合现代研究成果深入讨论每个病案之得失体悟,使读者能够全面了解中医面对复杂疑难病证的临床思辨过程和临证用药经验,具有很强的针对性和临床实用价值。通过本书的学习必将能够达到启发中医临证思维、提高诊疗水平的目的。

  由于本书涉及的临床案例时间跨度长达四十余年,其中有些临床术语、诊断名称、指标单位与现在存在一定差异,为了使读者更好地理解和领会作者的意图,现将整理过程中相关问题说明如下。

  1.本书整理是在作者手写文稿的基础上,由郑晓华老师负责录入,凡异体字、古今字及俗写字,均使用现代常用字。

  2.为统一本书体例,对少数案例未列主诉及选方方名者,依文补上。

  3.为保持作者书写原貌,不同时期的临床术语、诊断名称、指标单位等仍保持不变;对少数案例未完成诊后漫话的,因涉及主观议论及思维发散,未再补充。

  4.对本书目录参照正文标题,不一致之处,均做统一核改。

  5.对本书所涉方剂以笔画为序做索引,附于书后,以便读者查阅。同时,对部分自创或师承方剂予以标注。

目录

上卷

心病门

一、心气虚衰、水气凌心（风湿性心脏病、慢性心衰）案

王某，男，35岁

▶ **主诉**：胸闷、心慌伴水肿反复发作3年。

全身风湿疼痛十余年，近3年来渐觉胸闷心悸，甚则气喘，动则加重，不能平卧，下肢水肿逐渐加重。刻下面目虚浮，面色㿠白，全身水肿，双下肢按之凹陷不起，气短，动则胸闷、心慌，喘促加剧，大汗若欲脱状。

▶ **诊疗经过**：

患者风湿热病史十余年，风湿侵犯关节、心脏致风湿性关节炎，风湿性心脏病，二尖瓣狭窄伴闭锁不全。X线示：左室肥厚，心包积液。心电图示：左室高电压，重度心律不齐、房性早搏、室性早搏兼见，并发阵发性房颤，慢性心力衰竭Ⅱ级。曾进行抗心衰、抗心律失常、调整电解质紊乱、利尿药物治疗，效果均不理想，病情日益重笃。

▶ **中医辨证论治**：

患者受风寒湿侵多年。邪恋浸渍关节、脏腑，致气血大伤，气虚则中气不足，失健运而成痰饮，且生血无源，渐成血亏，气血痰饮凝聚，阻抑胸阳，久而心阳虚微，阳气不能化水，停聚于肌肤、胸中而成水肿、支饮重候。汗为心液，受卫表固摄，今一身气虚，肺卫不固而动生喘满，汗液自溢，泪泪乎而端坐，难以平卧，水积于胸下则成胸水、心水之危候。

诊其脉虚浮滑数，结代促并见，重按则无。舌质淡白胖嫩，齿痕如溃，舌下青筋怒张如蚯蚓状且现浊象。如上析拟为心阳衰微，心气迫急，水饮停积，胸阳阻抑之候。治以温开胸阳，逐水宁心，泻肺平喘。

▶ **选方：**

取瓜蒌薤白白酒汤、四磨饮子、葶苈大枣泻肺汤、甘麦大枣汤、三子养亲汤之方义加减化裁。

▶ **用药：**

瓜蒌皮15g	薤白12g	台乌药15g	佛手12g	葶苈子15g
红枣10枚	淮小麦30g	炙远志12g	炒枣仁15g	地龙15g
苏子12g	莱菔子15g	白芥子12g	五味子10g	大麦冬18g
炙甘草10g	制附子12g	青皮12g	陈皮12g	制半夏12g
沉香1g(粉吞)				

▶ **疗效观察：**

方用1剂则喘满、自汗、心悸渐平，3剂则可平卧，胸胁阻抑显减。7剂则全身水肿消退，脉来濡缓，结代促脉减少，茶水饮食渐趋恢复。方用28剂，危候解除，行动中尚有些微心悸，生活可自理。心电图检查：心率为每分钟80～100次，室性早搏消失，偶见房性早搏。T波及ST段改变不明显。X线复查：心包积液消失，尚可见少量胸腔积液。

▶ **疗效分析：**

该证属水气凌心。方用瓜蒌皮、薤白开达胸阳；葶苈子、红枣峻泻心胸之水饮；沉香、台乌药破胸中气积，鼓动全身气机，促进阴阳之气血循行；炙甘草、麦冬、红枣、五味子、炙远志、炒枣仁、淮小麦调和营卫，平衡阴阳，宁心安神；地龙助葶苈子利水，搜剔通络以益气血运行；苏子、莱菔子、白芥子养肺、滋肺、泻肺同功；佐陈皮、制半夏开达肺卫，宁嗽祛痰平喘；选青皮、佛手以疏郁结之肝气，破血瘀气滞，活全身阴阳气血，条达胸怀以利病愈。因诸病皆起于郁，郁则滞，滞则结，结则气血水停聚，诸症蜂起。郁为诸疾之本之始耳。故以沉香、台乌药、青皮、佛手条达郁滞，增进阴阳和谐，扶正气以祛邪愈疾耳。

▶ **诊后漫话：**

风湿为患，易发、频发、多变、难愈皆风邪，胶着难愈日重笃乃湿性使然；心水、肺水仅为二例。故治法当坚守治风治湿法则。

气滞血瘀成饮成痰治法中首当益气行气兼以破气；气行血行则气不结、血不瘀，气血畅，脾阳振，饮邪自去。

葶苈大枣泻肺汤，实泻心耳，现代研究证实葶苈子具强心利尿作用，红枣富含维生素K，与葶苈子相伍，可防钾之丢失，且敛汗固卫，故二药相伍乃绝配也。治心病者，多关注此方。四磨饮子之沉香、台乌药合青皮、陈皮为疏肝气、破瘀结之要药，心水、胸水病位正在足厥阴肝经行处，故用此方行气破结易显效果，此内科循经用药之心得矣。

二、心血瘀阻、真心痛（陈旧性心肌梗死）案一

沈某,男,69岁

▶ **主诉:** 心前区憋闷疼痛反复发作3个月。

3个月前因工作过度疲劳,情绪激越而突发左室后壁心肌梗死,经西医抢救缓解。患者现胸部尤以胸骨后、心前区经常憋闷疼痛,情绪激动和活动量增加则病情加重,遇气候变化而发病,曾数度住西医院治疗。症情反复,未能减轻。旋请中医诊治。

▶ **诊疗经过:**

患者有高血糖、高血脂、高血压家族史,因突发左室后壁心肌梗死而住院抢救。症情缓解后,行心脏血管造影,证实冠状动脉重度狭窄。经置放支架,症情明显缓解。唯胸闷,胸骨后、心前区反复疼痛。心电图示:房性早博、室性早博、短阵性房颤频发,ST段、T波缺血样改变。

▶ **中医辨证论治:**

患者有高血糖、高血脂、高血压家族史,并喜食腌制食物,体胖少动,工作压力大且易生怒气。体丰多痰,气郁多怒,怒火伤肝,肝失所养,血少且热,煎灼精血,致痰血相挟,瘀阻心脉,则成真心痛、心痹重候。《黄帝内经》云:"真心痛,朝发夕死,夕发旦死。"说明了此症候之凶险。因现代科学技术进步迅速,采取溶栓、装置支架等急救技术使其获救。然而急性期后,患者康复迟缓,尚遗留严重心律失常,反复发作性胸闷、胸痛、心慌、惊悸、怔忡、自汗、动则喘满,脉率或缓或速,或结代促脉兼见,惶惶然不可终日,以上多属重病之后气血大伤、瘀血流连、营卫失和之状态。此时,西药种类虽多,尚能对症选用,但多不能合其体质、对其症状,或不得要领,或扰其正常营卫运行,或顾此失彼,终致正虚邪恋,乱象频起,该患者即属此类病证后期。视其面色黧黑,皮肤甲错,脉来坚石缓数不定,结代促脉并见,舌质暗红,苔浊黄且干,舌下静脉怒张若蚯蚓状,并显混浊之樱红之络脉瘀斑。

综上,患者确属气阴两虚,痰血瘀滞不解,心液亏耗,心血虚少,痰浊瘀阻

心脉,致营卫失和、气失鼓动。治以益心气、养心血、安心神、和营卫为前提,继以振奋胸阳、活血化瘀、止痛宁脉治之。

▶ **选方:**

取天麻钩藤饮、丹参饮、炙甘草汤、甘麦大枣汤、磁朱丸、四磨饮子诸方义,加减化裁以治之。

▶ **用药:**

钩藤18g	葛根18g	三七3g	西洋参3g	瓜蒌15g
薤白12g	沉香3g	台乌药18g	青皮12g	陈皮12g
佛手12g	蒺藜18g	玫瑰花12g	绿萼梅12g	姜黄12g
制香附12g	延胡索18g	赤芍12g	白芍12g	川芎12g
怀牛膝18g	大麦冬18g	红枣5枚	五味子10g	制远志12g
炒枣仁15g	磁石30g	朱茯神30g	炙甘草10g	生地18g
牡丹皮12g	山栀10g			

▶ **疗效观察:**

方用1剂,自觉胸胁憋闷疼痛悉解,服7剂后,心慌等减轻,口干渴烦满除,结代促脉偶见,脉来充盈均匀,中取有力,舌质转红薄苔,舌下静脉瘀象有减,络脉清晰,体力渐复,可自行散步活动。30剂后复查心电图,除陈旧性梗死灶未改变外,偶见房性早搏,室性早搏未见,24小时动态心电图检测证实未见房颤,室性早搏109次,房性早搏907次,多于凌晨时段出现。遂嘱继服中药100剂停药。随访4年诸症均平稳,未见复发。

▶ **疗效分析:**

本方执平肝疏肝、理气解郁,解肌和营,活血化瘀通络,益气养阴安神为一体,其气血濡润,肝气条达,心血充足,脉络自养而诸症尽减。方用钩藤、葛根平镇肝阳解肌;西洋参甘润益心气;瓜蒌、薤白开达胸阳,以利气机畅达;重用佛手、玫瑰花、绿萼梅、姜黄、制香附、延胡索条达肝气,解除烦满,活血止痛,阻断该病发作诱因。佐甘麦大枣汤、生地以和营润燥,再取五味子、制远志、炒枣仁、磁石、朱茯神重镇安神,克制心脉异动,牡丹皮、山栀除烦清热,以牵制活血化瘀、疏肝解郁之品的伤阴之弊。

▶ **诊后漫话:**

西洋参含人参皂苷,振精神、除疲惫,稳情绪、血压,强心,调整心律,是一味益心且副作用小的安全药品。葛根含葛根酮,有扩张血管、改善血液循环的功能,且明显除脂。钩藤具明显降压作用。四磨饮子之沉香、台乌药与青皮、陈皮、蒺藜、佛手、玫瑰花、绿萼梅、制香附富含芳香性挥发油,可解郁、扩张血管,改善血液循环,增加心脏血流灌注作用。姜黄含姜黄素,延胡索含左旋延胡索乙素,均有止痛效果,吾逢痛必用,上、中、下三焦均有效耳。

急性心肌梗死应急送心脏专科抢救。然冠脉进行性狭窄期,50%～75%梗死状况,以及梗死发作后经扩冠药品和装置支架后的后期症状,如胸仍憋闷、疼痛、心律不齐、心肌仍有缺血情况时,在不停用抗凝血、抗心律失常、营养心肌的西药前提下,加服以上组方,效果更显著。此中西药合用之范例。

三、心血瘀阻、真心痛案二

汪某,女,34岁

▶ **主诉:** 反复出现心慌,左胸疼痛,大汗,四肢厥冷1年余。

▶ **诊疗经过:**

发现肥厚性心肌病一年,家族遗传史不详。患者曾因突发性晕厥,频发房性早搏、短暂发作性房颤而住院治疗,因心电图提示肺型P波、左室高电压,R波高耸达28mv,后室壁Q波似左后壁陈旧性梗死或缺血样改变,X线示:左右心扩张,呈烧瓶样,心腰消失而疑诊肥厚性心肌病。使用胺碘酮后房性早搏减少。后出现胸骨后及心前区绞窄性疼痛,发作时面色惨白,大汗淋漓,经使用亚硝酸异戊酯而缓解,1个月后复发,使用上药无效,遂往上海某医院住院,检查结果与以上报告相同。再次拟诊为肥厚性心肌病。使用泼尼松、阿司匹林、美托洛尔、胺碘酮等药物控制心率,预防房颤,抗血栓治疗,但心绞痛频频发作,达一日十数次。遂往中医内科就诊。

▶ **中医辨证论治:**

患者面目虚浮、下肢水肿、倦怠乏力,活动时心前区疼痛,呈阵发性,时痛剧持擀面杖抵压左胸,方略微减轻,伴大汗、颜面发青、气息短促,舌暗红、苔薄干黄,舌下静脉瘀紫呈蚯蚓状,伴红色络脉瘀斑,脉弦紧,结代促脉并见。诸症为血瘀气滞、瘀血痹阻心脉,不通则痛。脉络瘀滞,营卫失和。

▶ **选方:**

取丹参饮、四磨饮子、桃红四物汤、甘麦大枣汤之方义,重用安神宁心和营之品,组成下方。

▶ **用药:**

丹参30g	降香12g	怀牛膝30g	川芎12g	三七块5g
赤芍15g	白芍15g	佛手12g	玫瑰花12g	绿萼梅12g
姜黄12g	制香附12g	延胡索12g	沉香5g	台乌药30g

青皮12g	红花12g	桃仁12g	炙甘草10g	红枣10枚
远志12g	炒枣仁12g	蒺藜30g	磁石30g	朱茯神30g
檀香5g	青木香12g	苏木12g	琥珀末1g(分吞)	
罂粟壳15g(痛止后即停用)				

▶ **疗效观察：**

　　首剂服后,胸痛顿减,房性早搏、室性早搏减少,当日未见房颤发生。继服7剂后,胸痛消失,西药减为只用美托洛尔,每日2次,每次12.5mg(为服中药前的一半剂量),刻下唯每遇劳顿,情绪波动,气候变化尚有胸痛,频发房性早搏、室性早搏和阵发房颤,伴气息喘促显著。嘱坚持服用上方,达60剂后,症情明显缓解,随访33年,心肌病其他症状虽有进展,心绞痛未再出现,然心电图提示之心脏肥厚、T波、ST段、Q波改变状况未能明显改变(系陈旧性病理损伤所致),除偶发房性早搏外,室性早搏、阵发性房颤得以控制。患者全身状况几近康复,并恢复工作。

▶ **疗效分析：**

　　综上治疗法则:首选丹参、怀牛膝、川芎、赤芍、白芍、红花、桃仁以行血活瘀,使心脉渐畅,心血恢复畅通,通则不痛,故心绞痛症状减缓终至痛止。

　　方选疏肝理气破气之降香、檀香、青木香、苏木破胸中气结,佐佛手、玫瑰花、绿萼梅、制香附疏肝理气,使其心肝之气条达通畅,且气为血之帅以增强行血活瘀功能,气血得以通达,增强了除瘀血、止心痛的功效。

　　方中选姜黄、延胡索、罂粟壳直接镇痛,以增强疗效,临床中屡显卓效。罂粟壳使用5剂,在疼痛渐止的情况下,即行停用,以防成瘾之后患。

　　选用远志、炒枣仁、磁石、朱茯神、琥珀重镇安神,控制惊悸、怔忡之候,心神安宁后,心脏气血得以冲和,对缓解症状发挥了积极作用。

　　方中还加入甘麦大枣汤益气生津,滋后天之胃气,和一身之营血,营卫和煦,以增强全身气机,促机体渐行康复,发挥了较为全面的功效。

▶ **诊后漫话：**

　　此案以心血瘀阻、心肌肥厚缺血、心律失常、频发房性早搏、室性早搏，甚者阵发性房颤、持续性房颤、心前区疼痛为主要表现。病因既为血瘀，治当以行血活瘀为主旨，但行气药必用，气行则血行耳。

　　麦冬具增强心肌收缩力、增加心脏输出量、抗心律失常的作用。大剂量则相反，可减弱心肌收缩力、减少心脏输出量，造成房室传导阻滞，甚至停搏，故应权衡症情，慎用大剂量。

　　蒺藜含蒺藜皂苷，具扩张冠状动脉、改善其循环、增强心肌收缩力、减慢心律的作用，且可抑制血小板聚集，预防垂体后叶素及异丙肾上腺素所诱发的缺血性心电图改变，有抗心肌缺血和缩小心肌梗死范围的作用。蒺藜叶已被国家药食管理部门批准为可食用类蔬菜，故该药可斟酌大剂量使用。吾常用量为30g，且未发现不良反应。

　　远志具镇静、催眠、镇痛、抗惊厥和降温的作用，是中医治疗顽痰扰乱心神的良药，具强身、益智、增强脑区代谢功能、抗痴呆和保护脑活性的作用。同时，具祛痰、中枢降压、增加心肌力、抗氧化、抗衰老、抗突变、抗癌、活血抗凝之作用。而如何把握用药适应证，在多种疾病中灵活使用远志，尚需逐步探索、发现。

　　酸枣仁具养心补肝、宁心安神、敛汗生津的作用，但大剂量可引起血压持续下降、心脏传导阻滞，故使用时应注意禁忌证和斟酌剂量，特别对心脏传导重度阻滞、心动过缓的患者，应注意控制剂量，或禁用该药。然中医临床用药中，酸枣仁仍不失为一味治心神诸疾的良药。

四、脉迟伴晕厥案

郜某,男,38岁

▶ **主诉:**头昏晕、心慌、胸闷反复发作6个月。重度时突然昏扑,小便失禁,旋自
行醒来。如上已历数次。

▶ **诊疗经过:**

曾两次被送往医院抢救,诊断为高血糖、高血压、冠状动脉粥样硬化并发
左前半束支完全性传导阻滞,心动过缓,心率34次/分,伴频发房室性早搏,T
波倒置,S-T段缺血性改变,住院期间依赖阿托品类药物支持,心率维持于60
次/分左右,然口干、潮红症状频起,且停药后心率速降,症状再现。遂往中医
内科就诊。

▶ **中医辨证论治:**

患者有高血压病家族史,多年喜食膏粱厚味,1997年即发现高血糖、高
血压、高血脂,并开始治疗,但因生活方式及不健康饮食习惯未能改变,且不
能坚持服药,故心动过缓危重症状反复发生。

患者面色黧黑,形容憔悴,消瘦、神疲、乏力肢软,唇暗、舌淡紫多津,伴见
数块紫色瘀斑,舌下多红色络脉瘀点,舌下静脉瘀紫同蚯蚓状。六脉沉细迟
缓,重按若无,结代促脉频现,此乃心疾之危候。

▶ **选方:**

择参附汤、瓜蒌薤白白酒汤、甘麦大枣汤、四神丸、四磨饮子之方义,加减
化裁以治之。

▶ **用药:**

红参10g	制附子30g	麦冬30g	瓜蒌18g	薤白18g
鲜生地30g	紫油桂10g	细辛5g	破故纸15g	淫羊藿15g
鹿角霜30g	肉苁蓉15g	沉香5g	台乌药30g	炙甘草10g
红枣15枚	淮小麦30g	枸杞子15g	龟板15g	桂枝18g

炮姜 10g	三七块 5g	川芎 15g	赤芍 15g

▶ **疗效观察：**

首剂后，患者自觉头昏、胸闷、心悸、气短显著减轻，一息三至四动，脉率渐增，56 次/分，偶见结代促脉，脉来指下浮弦滑，按之尚有力。服药七剂，患者精气神渐复，容颜焕然，昏晕止，胸中不适减轻，遂于方中加用菟丝子 30g、桑椹 30g、玄参 30g、制首乌 30g、制黄精 30g、炙黄芪 30g、巴戟天 18g、锁阳 30g、白蔻仁 12g、鸡内金 15g、生山楂 30g。共服 53 剂。患者诸症俱除，血脂、血糖、血压亦几近正常。随访 10 年，未见发作。

▶ **疗效分析：**

综上治疗法则：首选红参大补元气，制附子、紫油桂、炮姜、细辛急温心肾之元阳以鼓动心气，加快心率；瓜蒌、薤白开达胸阳，以利心气鼓动；继以破故纸、淫羊藿、鹿角霜、肉苁蓉温补肾阳以济心阳；更佐龟板、枸杞子滋肾填精；甘麦大枣汤加桂枝和营宁心，交通心肾；并以三七、川芎、赤芍活血通络。

选用沉香、台乌药化解郁结，开达心肾，鼓舞心气，为气病常用法。

服药 7 剂后，在方中更加入菟丝子、桑椹、玄参、首乌、黄精、黄芪、巴戟天、锁阳重补肝肾，填精补髓，以续本源；再加入白蔻仁、鸡内金、生山楂等消导之品以防大剂滋腻药物滞碍中焦，引起胃脘不适。

▶ **诊后漫话：**

此案心气衰惫为主证。引起心气衰的病因则有多种，气虚阻滞、血瘀、痰阻、阳微是要害。故治法首要补气温阳，鼓舞心肾之阳气。此中益心血、活血脉、填肾精、开达胸阳为其要害。本例立法、选方、用药均循这一法则。

重用附子为首，附子为入心肾二经，温心肾之阳，开达胸阳之首药，与瓜蒌、薤白同用，相得益彰，共铸良效。本人在《附子合炙甘草汤加减治疗病态窦房结综合征 11 例报告》一文中，述重用附子 12～60g，未见明显临床反应。但必须强调的是，要准确地判断患者确属阳衰气弱之寒证。气阴两虚者要斟酌使用，或减少用药剂量，或配伍养阴滋液之品。中药直接致中毒者少；然辨证错误,用反了药物,也会将患者置于死地。切记利害。

　　沉香、台乌药两药组合为二磨饮子,加人参、槟榔为四磨饮子,具有化解郁结、降逆宽胸的功效,兼益气扶正,鼓舞心气,为治气病常用方药。临床辨证准确,均可收到良好效果。

五、咳喘心悸怔忡(肺源性心脏病)案

吴某,男,60岁

▶ **主诉:**咳喘反复发作20年,加重半年。慢性咳唾,重则喘咳兼作,咳痰清稀量多,劳顿、遇冷发作,已历20年。今岁发作尤甚,喘不能卧,心悸、怔忡,心气迫急欲绝状,不可终日。

▶ **诊疗经过:**

老年性慢性支气管炎20年,X线胸片及CT诊断示:支气管扩张,肺气肿,右心肥大,心腰部饱满,肺门部呈慢性炎性改变和瘀血状态。心电图示:频发房性早搏,偶见室性早搏,肺型P波。诊断:肺源性心脏病,慢性心衰。患者长期使用止咳平喘药和泼尼松、地塞米松及抗生素类药物控制发作,预防感染。近因咳嗽加重,哮喘持续,发热不退,西医住院治疗效果不佳,遂建议中医会诊。

▶ **中医辨证论治:**

患者初因慢性咳嗽累累发作,迁延日久而成顽症,秋、冬季节频作,且症情日重。今终日咳喘,喉间哮鸣音,痰声如锯,时而痰阻喉间,咳痰量多、色白、清稀,面色青紫,大汗淋漓欲脱状。脉来浮大弦滑,结代促脉并见,重按若葱管状,此其芤脉,舌质紫暗,舌体胖大,齿痕青紫,苔灰浊厚腻,舌下静脉怒张如蚯蚓状,伴络脉怒张,瘀斑点点且混浊。证属肺心之阳俱衰,肺失肃降则喘咳不止,肺卫不固而大汗淋漓,久病及心,心阳衰微;及肾则气根动摇,虚喘不止,且有气脱之危。

▶ **选方:**

择参附汤、葶苈大枣泻肺汤、三子养亲汤、百合固金汤、二磨饮子之方义,加减化裁以治之。

▶ **用药:**

红参10g	制附子10g	干姜10g	细辛5g	沉香3g

台乌药18g	瓜蒌皮18g	桑白皮12g	苦桔梗30g	苦杏仁30g
川贝母12g	橘红12g	制半夏12g	炙甘草10g	麦冬30g
红枣10枚	焦枳壳12g	蒸百部15g	炙杷叶18g	葶苈子30g
破故纸12g	五味子10g	苏子12g	莱菔子30g	白芥子12g

▶ **疗效观察：**

首剂后,哮喘俱平,大汗止,咳唾大量白色痰涎,面现缓和之象,3剂后咳唾减少,胸中满闷大减,心气平和,脉来缓和,浊腻苔渐退,口津减,舌色渐转暗红,舌下混浊状减轻,静脉怒张状见缓,脉象转平,患者精神得振,睡能平卧,可起床自理。遂于前方去附子、干姜、细辛等急温心阳之品,改西洋参5g甘润益气,三七5g益气温经活血,加淫羊藿12g,肉苁蓉12g以进一步温固肾元,纳气止喘。续服20剂,诸症平,若常人。嘱常服归元膏以巩固疗效。

▶ **疗效分析：**

该方禀四大要旨以选方用药。

首选红参、制附子、干姜、细辛以回阳救逆,心肾之阳得温煦而心阳固,胸阳振,气根得以固守,达挽救危候之功效。瓜蒌皮、沉香、台乌药、焦枳壳降气化结使胸中之气机得以通达,诸气方能渐复。

选用大量止咳化痰平喘、驱逐痰饮之剂:苦桔梗、苦杏仁、川贝母、橘红、制半夏、蒸百部、炙杷叶、炙甘草均具如上效果。

选桑白皮、苏子、莱菔子、白芥子、葶苈子以泻心肺之饮,肺水得泻,胸阳得清,肺气得以转复。

炙甘草、红枣、麦冬和营宁心,以调和周身之气机,使邪气得去,营卫之气得以恢复。

方用破故纸、五味子温肾纳气,使一身之气皆归气根。肾气得复而诸气平矣。

续方更以西洋参甘润益气,三七益气温经活血,淫羊藿、肉苁蓉以增加肾之温煦纳气之功,以求巩固疗效,预防复发。

▶ 诊后漫话：

　　药理研究证实,桔梗具宣肺、利咽、祛痰、排脓、抗炎之功效。机制与其水提取物可增强巨噬细胞吞噬作用,增强白细胞杀伤力,提高溶酶活性等多方向性的作用相关;另一方面又可抑制血小板、肥大细胞、白细胞介导的炎症反应,并对小鼠腹腔巨噬细胞NO的释放有调节作用,这可能是其可抗炎的作用机制之一,应做进一步临床观察。另桔梗尚具降血糖、降血脂、镇静、镇痛、解热、扩张血管、减慢心率、愈合溃疡的作用。

　　本案用药,禀心肺肾同治,益气泻肺同投,攻补兼用之法。提示实证有虚象,攻补可同投,临床不应顾及体虚气衰而不敢使用攻伐之剂,只要符合病机、症状,均可斟酌使用。但仍应防"勿实实,勿虚虚",选药、用量、配伍均需慎重。此中认证准确则为成败之要害。

六、小儿温热袭肺伴心脑灼伤(病毒性心肌炎、肺炎、脑炎)案

郜某,男,5岁

▶ **主诉:**发热头痛伴咳喘、呕吐20余天。刻下低热不退,咳嗽多痰涎,咳剧喘促,反复呕吐呈喷射状,兼头痛,痛剧出现神志昏糊。

▶ **诊疗经过:**

患儿初起因高热不退3天,剧烈咳嗽,头痛,呈喷射性呕吐而入院治疗。经多项检查诊断为病毒性肺炎伴细菌感染,病毒性心肌炎,病毒性脑炎。经使用激素、抗生素、抗病毒药物治疗,发热减退至38.3℃,剧烈咳嗽减轻,转为阵咳,痰量少,难咳出。头痛也明显减轻,唯称胸闷、动则作喘,平静时减轻。心电图提示:快速心率,肺型P波,频发房性早搏、室性早搏及二联律、三联律。使用西药二十余日,病情好转不明显。遂辗转中医治疗。

▶ **中医辨证论治:**

患儿颜面水肿,面色㿠白,神志迟钝,时因头痛而烦躁、阵哭,双手紧抱头颅,诊中即恶心呕吐两次,视胸间扑动、气喘吁吁而迫急,脉来浮滑数疾,频显结代促脉,舌胖多涎,舌下静脉轻瘀。幼儿稚阳之体,遇温热灼肺,傍及心脑,心脑络脉灼伤遂酿成咳喘、头痛、心悸动不宁,心气衰而脉动不整,火盛则脾伤,中流砥柱弱,遂生呕吐,喷射状呕吐乃心火迫急耳。拟诊为温邪犯肺,傍及心脑,肺心脑同病而出现上证。因病情迁延,正气渐虚,遂成正虚邪恋之势。

▶ **选方:**

择生脉散、葛根芩连汤、二陈汤合清热宣肺,化痰平喘之品。

▶ **用药:**

太子参10g	苦桔梗10g	苦杏仁10g	川贝母5g	橘红5g
生甘草5g	川黄连4g	淡黄芩4g	葛根10g	制半夏4g
麦冬10g	远志4g	大青叶15g	酸枣仁5g	五味子3g

▶ **疗效观察:**

首剂药后低热退,体温36.7℃。咳喘减轻,痰涎减少,呕吐、恶心止,头痛减,仅发作性疼痛1次。口涎减少,舌转红润。结代促脉仍见。5剂后诸症霍然,咳喘、头痛、呕吐尽止,结代促脉偶见。心电图除见偶发心律不齐,Q波深凹外,无其他异常。遂于前方中去葛根、川黄连,加磁石10g、茯神10g,继服20剂后诸症悉平。

▶ **疗效分析:**

本方首选葛根、川黄连、淡黄芩清热解肌,除上焦热毒;苦桔梗、苦杏仁清宣肺热、止咳宁嗽;择川贝母、橘红止咳化痰;制半夏化痰、止吐、清镇脑络;生甘草除宁嗽化痰外,尚具和中、和营清润之功;麦冬养心阴宁心神;远志宁心祛痰醒脑;五味子、酸枣仁宁心安神;方中重用大青叶清热解毒,以除温邪;太子参达扶正祛邪之效。

▶ **诊后漫话:**

本病属温热病范畴,按发病时间,应为春温。"冬伤于寒"指的是冬季寒邪伤阳,机体卫气不固,易受春令化热之疫气侵袭而发病,故称"春必病温"耳。作者认为气候变温,万物复苏,然疫疬之气也随阳回气暖而活跃;每遇正虚体弱,卫外不固者当易患病;病儿稚阳之体,柔弱之身自当更易患病耳。

大青叶传统用药机制为清热解毒,且使用广泛,疗效卓著,已成中西医界公认。研究证实,大青叶为一广谱抗菌抗病毒药物,对多种细菌有明显抑制、杀灭功效,且对流行性感冒预防治疗效果显著,已成为现阶段病毒性流行性感冒细菌感染未出现前的主要防治用药,但对该药的药用机理等尚待进一步探讨。

本小儿案,属中医春温范畴,为病毒性感冒,浸及肺、心、脑三脏,实为罕见。故症状纷繁,症情笃重,但按中医辨证论治理论,则首先确立体外温热疫毒致病这一要害,治病始终坚守清热解毒这一法则;对疫毒热邪浸及肺心脑引起之各类症情也当在清热解毒的前提下清肺宁嗽、清热宁心、清脑宁络,进行对症治疗。始终未背离中医辨证论治之法则,且获较为满意的效果。

中医方剂学中,诸多清热解毒方剂和药物,对现代免疫性疾病和病毒感染引发的诸多疾病均有一定的治疗效果,这一趋势当为现今中西医药工作者所关注、研究,为新疗法、新药物问世多做些有益的工作,或可取得可贵的成果。

七、心脉不整(围绝经期心律失常)案

余某,女,49岁

▶ **主诉:**近年来精神情绪不稳,焦躁疑虑,时作面烘热,自汗。月经数月一行,潮
期迁延十数日,或淋漓不止,三五日间量大如涌,夹黑色瘀块,心慌、胸
闷、气短、乏力神疲,动则作喘,心悸动欲脱,大汗淋漓呈欲厥状。

▶ **诊疗经过:**

妇科、心内科诊为:更年期综合征、围绝经期心脏功能性改变。心电图提
示:阵发性心动过速,频发房性早博、室性早搏,最快心率192次/分,房性早
博、室性早博兼见,最多室性早博每分钟达18次,并频繁出现二联律、三联
律。经使用激素替代和对症治疗后,症状缓解不明显,遂转中医治疗。

▶ **中医辨证论治:**

患者正值更年,人体气血虚少,拟调摄阴阳、平衡营卫为进入老年期之前
人体调整方法。阴阳偏颇,营卫失和,气血津液运行紊乱,一身精气处维系不
稳之状况。故表卫虚羸而真阳时泛于表,出现身烘热,面潮红,汗出甚或盗
汗;血少肝失濡养,肝阴虚、肝魂不稳,虚烦恼怒梦魇频繁。甚有神魂颠倒之
忧;心营亏则心脏脉络失养,心神不稳,心悸甚或怔忡。神魂不宁故肝魂不能
内守,情况益甚,故喜悲哭、谩骂或轰然昏仆,唇麻、肢颤、口中呓语,然脉息尚
见,许时转复如往。此现代医学所谓更年期精神、神经症者。而代、促、疾之
脉频现皆因心血不足,心络失养所致。临床所见征象不尽如上,然诸多怪异,
皆始于营卫不和耳。

▶ **选方:**

择甘麦大枣汤、四物汤、炙甘草汤、新制龙牡汤、柴胡疏肝散、二磨饮子之
方义,加减化裁以治之。

▶ **用药:**

当归15g	生白芍15g	生赤芍10g	生地12g	熟地12g

川芎12g	炙甘草10g	麦冬30g	红枣10枚	淮小麦30g
牡蛎30g	龙骨15g	广郁金15g	沉香3g	台乌药18g
醋炒柴胡15g	玫瑰花15g	合欢花15g	合欢皮15g	远志12g
酸枣仁12g	磁石30g	朱茯神30g	阿胶12g(烊化冲服)	

▶ **疗效观察:**

患者服用首剂后,便觉神情渐稳,面部烘热、潮红、体阵热出汗渐轻,心悸消退,当夜睡眠安稳。服用7剂后,诸症候俱近消退,除遇有烦心事、激动情绪后尚出现短时结代脉外,平日已无惊悸、怔忡出现。原心电图提示的缺血样改变已恢复正常。为巩固疗效,嘱其坚持续服60余剂后,患者生活起居已如常人。

▶ **疗效分析:**

甘麦大枣汤为调和营卫首选要方,主调和营卫、宁心安神、调理脏躁诸症,解除烘热、潮红、自汗盗汗、神魂欠稳之功效。四物汤为妇科养血、活血、调经、和营之要方,牡蛎、龙骨、磁石、朱茯神、远志、酸枣仁为安定心志,调和脉率,解除心悸之要药,而柴胡、广郁金、沉香、台乌药、玫瑰花、合欢花、合欢皮也为解除更年期肝郁气滞之要品。

▶ **诊后漫话:**

本案病理要害:气血虚少,营卫失和;二者表现均与实质性物质基础的减少,脏腑功能活动突变相关联。随着医学的发展,已经能够对其做出量化表述,并用激素替代进行治疗,但疗效尚不理想。本案试以中医观点与治疗方药,替代西医激素的使用,避免其引发的不良反应,效果显著,且可重复,故有临床基础、疗效和药物研究价值。

本案选方甘麦大枣汤、炙甘草汤、四物汤、生脉散、朱涛如[①]老先生新制龙牡汤、柴胡疏肝散等,对调整女性更年期综合征诸症状有显著效果,当在诸方

---

① 朱涛如(1900—1974),芜湖市名中医,著有《朱涛如临床治验》,此书由高尔鑫协助整理,高尔鑫曾拜朱老为师,深受教益。

的基础上总结治疗该症的病因病理思路,确定治疗范围,组成新药方,开辟中医药治疗该症的新领域。

气虚血少是气滞血瘀的前提,多由此引发肝郁气滞,故治更年期综合征之肝气郁结,并进而化火、化燥、生风的诸症,要不忘疏肝解郁方药介入,并强调滋阴类药的应用,以防行气理气药物的辛香走窜,造成进一步伤阴之弊端。

新近使用青蒿鳖甲煎合朱氏新制龙牡汤、生脉散、甘麦大枣汤,治疗更年期综合征之营卫不和诸候,效果颇佳,可多借鉴。

肺病门

八、咳喘咯血(肺结核、老年慢性支气管炎、支气管扩张、大咯血)案

王某,男,83岁

▶ **主诉:** 咳喘数十年,近外感风寒,久咳化火,咳声重浊,唾黄稠脓痰,时咯血。近日突发大咯血,量至杯盂,使用西药止血之剂15日仍无效而就诊中医。

▶ **诊疗经过:**

患者有饮酒、吸烟、吸毒史,慢性咳喘数十年。各项检查证实:陈旧性肺结核、慢性支气管炎、支气管扩张、肺气肿、肺源性心脏病。因近数日咯血300～500ml而数次虚脱,予抗生素、止咳平喘药、祛痰药、止血剂、强心药物治疗,炎症得以控制,然出血不止,遂用垂体后叶素静脉给药,仍无效。

▶ **中医辨证论治:**

患者高龄,羸弱,素有肺痨、咳嗽、哮喘、唾大量痰涎;近咯血不止,喘满不得卧已月余。且有数次咯血量大喷涌而虚脱病危,脉虚滑而芤,结代促脉并见,按之无根。舌瘦削少津,色淡暗苔剥脱如镜面,舌下络脉瘀紫。此正虚邪炽,气血大伤,肺气上逆,痰涎壅盛,痰火灼络而咯血不止,遂急投益气固源、止血宁嗽、平喘涤痰之剂。

▶ **选方:**

择生脉散、瓜蒌薤白白酒汤、十灰散、三子养亲汤之方义,加减化裁以治之。

▶ 用药:

仙鹤草30g	三七块5g	西洋参10g	藕节炭30g	阿胶珠15g
地榆炭30g	瓜蒌皮12g	桑白皮12g	苦桔梗15g	苦杏仁15g
连翘12g	橘红12g	苏子10g	白芥子10g	莱菔子12g
制半夏10g	麦冬18g	炙甘草10g	川贝母10g	生地炭30g
血余炭12g	炙杷叶15g	蒸百部15g	白茅根30g	芦根30g
大蓟炭15g	小蓟炭15g	棕榈炭12g	侧柏炭12g	

▶ 疗效观察:

因病情危急,除使用大队益气固摄、止血宁肺、止咳化痰平喘之剂外,用药也改为每日2剂,每剂二煎,6小时服1次的进药方法。第一日服完二煎后,咯血即止,2剂服完,咳喘渐平,患者精气神渐复。效不更方,遂继服6剂,诸症平稳而出院。因久病发作频繁,于上方中减去多味止血之品,唯留仙鹤草、阿胶珠继服10剂,此取仙鹤草益气固脱,着力止血,故又称此药为脱力草。又取阿胶珠于益血补虚中止血。之后病情大好,遂嘱停药。然家属因患者重病日久,反应突发,心有余悸,唯恐再行发作而自作主见,服上药60剂方止,此后十载再未发作。该患者至2010年因年老精竭气衰而逝世,终年93岁。

▶ 疗效分析:

患者首险为气脱,遂重用仙鹤草、西洋参、三七以挽气脱,西洋参益气而不助火且可濡润肺金;仙鹤草、三七又为药对中的止血良品,除犀角、紫雪外已当其要药,效亦明确。佐藕节炭、地榆、生地炭、血余炭、大蓟炭、小蓟炭等以强化仙鹤草、三七之止血功效,以保万无一失耳。佐瓜蒌皮、桑白皮宽胸,泻肺中积火,佐三子养亲汤、麦冬润肺平喘,再佐苦桔梗、苦杏仁、炙杷叶、蒸百部、川贝母、半夏、炙甘草以促根治;芦根、白茅根均为凉血止血之珍品也。

▶ **诊后漫话：**

　　本案大咯血，西医急诊以止血为主旨，方法有药物止血、物理冷冻、填塞、外科结扎或手术切除等。本案患者均不能使用，故只能以输血代偿之。中医方药治疗效果显著，作者甚感欣慰，并以为成功因素应归中医辨证论治方略和特殊的用药方法。首先是止血指导思想全面，把止嗽与止血方法结合用，从而嗽宁，出血诱因减除，使出血频率减少，同时顾及益气凉血固摄，强调了大剂量止血药和炭化止血药的使用，故而促成了"药到血止"的作用。此中每日一剂中药，6小时给药1次的进药方法，对增进、巩固药效都起了促进作用。

　　使用多味大剂量炭化止血中药，作者在各种类型出血性疾病的治疗中多有尝试，效果颇佳；且由于十数种炭化后的止血药的同用，而被同道们笑谑为"麻袋医生"（指药味多、剂量大）、"煤炭公司经理"（指使用大剂量一派炭化药物）。作者以为，为了拯救患者于垂危，就很难在理数上过度推敲，一切应以服从疗效为目的。不过，倒是使我派生了另一思路，即应在现已取得的治疗经验前提下，着力研究更完善的方药，探讨其用药机制，科学总结，以创造止血方法和药物的新思路、新方药，造福患者。

　　患者高龄体虚，有久咳嗽、久咯血的病史，以及长年吸毒，使用多种大剂量止血药物，从而形成耐药性应是咯血不止的又一原因。就此应考虑此类患者中医药物治疗的介入可能。

九、实火灼肺咯血(先天性心动过速,实火灼肺,咳喘哮鸣,动辄大咯血)案

王某(八案患者之子),男,55岁

▶ **主诉**:哮喘,咳唾,咯痰黄稠,咳剧,咯大量鲜血不能止,伴胸闷心悸。

▶ **诊疗经过**:

患者有哮喘家族史,少小即时发哮喘,或先咳后哮喘,或先哮喘而后咳,咳剧则咯大量鲜血,伴紫暗瘀块,已历数十年。西医诊断治疗经过:家族性支气管哮喘史,有老年性慢性支气管炎、支气管扩张、肺气肿、支气管破裂大咯血,伴频发房性早搏、室性早搏、持久性心动过速而诊为肺源性心脏病。经长期使用止血、抗感染、止咳平喘、抗心律失常药物治疗后,症状曾一度缓解,但未能痊愈,每遇情绪激动、用力过猛、气候骤变则反复发作,无奈中接受中医治疗。

▶ **中医辨证论治**:

患者体质尚盛,湿热痰浊明显,加上年龄尚轻,气血未衰,属正实邪也实之候。少小即发作家族遗传性哮喘之顽疾。每次发作不论先外感咳嗽后哮喘或先哮喘而后咳,证型多属正实邪亦实之实热痰浊型咳喘症,重则发生咯血。首诊见患者喘促气粗,喉间哮鸣如锯,不时即咯大口黄绿稠厚夹血浊痰,伴胸闷烦满,大渴饮冷。脉来洪大滑数,且有结代促脉兼见。舌质暗红,苔干黄而燥,根厚浊,舌下静脉瘀紫如蚯蚓状,有络脉瘀点。以上证属:心肺实火,痰火壅盛,肺失肃降,血热妄行之急候。

▶ **选方**:

择白虎汤、葶苈大枣泻肺汤、十灰散、三子养亲汤、甘麦大枣汤、二陈汤之方义,加减化裁以治之。

▶ **用药**:

仙鹤草30g　三七块5g　　白及片30g　阿胶珠15g　瓜蒌皮18g

桑白皮12g	苦桔梗15g	苦杏仁15g	炙杷叶30g	蒸百部15g
葶苈子30g	苏子12g	白芥子12g	莱菔子30g	僵蚕15g
蝉蜕12g	地龙30g	制半夏12g	大青叶30g	青黛5g^(包煎)
橘红12g	川贝母15g	生甘草10g	石膏30g	天冬、麦冬各30g
知母15g	黄芩炭15g	黄连炭12g	大黄炭10g	白花蛇舌草30g
白茅根30g	芦根30g	连翘15g	大蓟15g	小蓟15g
藕节炭30g	血余炭12g	野百合30g	海浮石12g	龙胆草12g

上41味没水煎煮2次,汤液混合后得汁约1 000ml,每服250ml,6小时1次,24小时服完。

▶ 疗效观察:

首剂服完咯血大减,咳痰大量,哮喘咳唾渐缓,心悸胸闷亦缓和。燥热大渴饮冷明显缓解。嘱原方再进2剂,咳血止,喘满咳唾已平,症情大减,患者容貌已转平和,可平卧、起身下床。此时诊脉弦滑重按已显柔象,舌质转淡,黄干厚浊腻苔显退,舌质转为红润、尖尚赤,舌下静脉瘀紫渐淡。遂据上方减去石膏、大黄炭、龙胆草、藕节炭、血余炭、海浮石,另加鲜生地30g、玄参30g以滋养肾水,继服7剂,症大减。遂再拟一方益气固本、清热润肺、止咳平喘宁心以资调理,共服30剂,而近愈。后十年遇有大作则秉首方用药,每次均效若桴鼓。平日服百合固金汤、甘麦大枣汤调养。至今健在,生活起居如常,唯不可弃药耳。

▶ 疗效分析:

此属正邪两实、气血痰热之候,秉急治其标之旨,首选仙鹤草、白及片、三七、阿胶珠、黄芩炭、大黄炭、白茅根、白花蛇舌草、大蓟、小蓟、藕节炭、血余炭、龙胆草大剂泻火凉血止血之品,以控制急性咯血;再择石膏、知母、黄芩炭、连翘、瓜蒌皮、桑白皮、大青叶、青黛、天冬、麦冬、野百合泻肺热、润肺燥;苦桔梗、苦杏仁、炙杷叶、蒸百部止咳;川贝母、制半夏、橘红、海浮石涤胸中热痰;葶苈子、苏子、白芥子、莱菔子、僵蚕、蝉蜕、地龙平喘止哮;以生甘草调和诸药,芦根清凉为引,从而达到咯血止、哮喘平、邪火去、浊痰净、心肺宁之目的。

▶ **诊后漫话:**

本案治疗法则首重清热凉血止血,是为急治其标,然肺气不降,咳喘不止,痰涎不去,止血目的则难以奏效。故而方中用药在清热凉血止血前提下,仍兼收并蓄不弃当用之药,从而共同促成危候缓解。为一则急治其标,顾及其他的获效案例。反证了只急治其标,不顾其余疗法的不可取或难获效果的例证。所不足者,处方药队庞大或为诟病。作者尚未能研习出更佳方略,有待贤哲指正。

该例患者与上例大咯血老人系父子关系,上例老人为年高、久病、长期吸食毒品、服用西药,故正气大虚,抗病能力极弱,舌脉症也体现了一派阴虚火旺、正虚邪盛之象,故攻补兼施势在必行。而其子即本案患者正值壮年,气尚盛,体尚丰,咳喘咯血病史也短,故而呈现出正邪俱实的证候,用药中大队苦寒、清热凉血之剂,效果甚佳,且无苦寒伤阳伤中伤表卫之候出现。此一实践实受"毋实实,毋虚虚"治疗思想之启发。一切凭据舌脉证为要旨。

十、肺癌转移(肺癌晚期多组织脏器转移)案

金某,男,80岁

▶ **主诉**:咳嗽久治不愈,咳痰黏白难出,咳剧喘促胸闷,时有痰中带血,低热不退。并被西医告知肺癌晚期,失去手术、放疗、化疗机会后转中医治疗。

▶ **诊疗经过**:

患者因上述症状做X线、CT、MRI及放射性核素全身扫描而确诊为左下肺占位性病变,病理结果为肺支气管腺癌,肺门部右肺中叶及肝左叶、腹部淋巴结广泛转移,失去手术机会。因年事已高,恐难承受放、化疗不良反应,而经介绍转中医治疗,并备用了止咳化痰、止血等对症治疗药品。

▶ **中医辨证论治**:

患者全身情况尚可,形容略瘦,面部老年斑明显,并称仅近三月方出现,生成速度快。每日晨起或夜间出现阵咳,痰白黏难出。自汗、盗汗明显,食尚可,大小便如常。脉虚滑,舌质淡胖,满布厚白黏腻苔,且中部灰浊,舌下静脉淡紫,怒张不明显,无络脉瘀血现象。病属湿痰凝于脾肺,肺气失于宣降而咳唾阵作,表卫不固而自汗、盗汗频作,实邪留连日久,身体渐虚,故日渐消瘦,痰阻气郁,气滞血瘀而颜面肢体褐斑频生。综上所述,证属正虚邪恋,气血痰互结发为恶候肺癌。

▶ **选方**:

择二磨饮子、瓜蒌薤白汤、三子养亲汤、二陈汤之方义,加减化裁以治之。

▶ **用药**:

西洋参3g	仙鹤草30g	三七块3g	全瓜蒌15g	薤白12g
沉香3g	台乌药18g	青皮10g	陈皮10g	制半夏12g
天冬30g	麦冬30g	天花粉30	炙甘草10g	大贝母30g
半枝莲30g	生薏苡仁30g	莱菔子30g	白芥子12g	苏子12g

| 海浮石12g | 北连翘15g | 焦枳壳12g | 白花蛇舌草30g |

▶ **疗效观察：**

　　患者服用上方后，形容、气色为之好转，面部黑褐斑减，咳嗽唾痰显减，自汗、盗汗、胸闷、咯血止，饮食起居，几如常人。因其信心大增，坚持服药100剂。同时使用麻油蟾酥散，即取7只中等个头之蟾蜍（约二两一只者），洁净后晾干，入5斤麻油中，加火同熬，待油沸蟾酥黄脆后，取蟾酥研细末，与白糖同拌装瓶备用。服法：每日两次，每次1茶匙，白开水服下。此后7年间未予治疗，2008年4月3日，老人亲往诊室，神清气爽，介绍一名43岁中年女性肺癌患者前来就诊。问及老人生活起居及复查情况，而称诸症状消失多年，各项检查未寻及癌瘤踪迹，而健康快乐地安度晚年。时年87岁。

▶ **疗效分析：**

　　患者患病根源系正气虚弱，气血痰借机瘀阻，而成癌瘤。治当扶正祛邪，选西洋参、三七、仙鹤草以固本；沉香、青皮、台乌药、焦枳壳以行气破结；瓜蒌、薤白宽胸中之阳；制半夏、天冬、麦冬、天花粉、大贝母、海浮石以消化癌瘤；取莱菔子、白芥子、苏子以止嗽宁喘，且助祛痰化瘤；白花蛇舌草、半枝莲、生薏苡仁直接抗癌抑瘤耳。

▶ **诊后漫话：**

　　患者因年事已高，肺癌多脏器转移，失去手术机会，难以承受放、化疗毒副反应，而施行中药扶正、抑癌、对症治疗。疗效情况说明，中医药治疗对癌症晚期患者减轻疾病痛苦、提高生活质量、延长生存时间是有所作为的。该病例启示：我们应深入研究、观察中医药治疗法则、方药的作用机制，研制成熟的有效方药和制剂。

　　中医对癌瘤的认识基础是"气滞、血瘀、痰核"说，无论诱因是什么，归总均以治痰、瘀、滞为主法。故诸消化痰核药、行血活瘀药、行气破结药便是选择用药主体。但考虑到"邪之所凑，其气必虚"的致癌先导因素，故于选方用药中补气血精津的药物也是必不可少的。至于以补什么为主，则应根据病机酌情遣之。本病例治疗即秉承了在辨证论治的前提下不忘抑癌中草药的使用,使用中又尽量考虑遵循中医辨证论治的法则,以使中草药现代药理和治疗理念融入中医辨证论治的体系之中。

······················

脾胃门

······································

十一、噎膈(食管、贲门癌晚期失去手术、放化疗机会,行中医保守治疗)案

戚某,男,76岁

▶ **主诉**:因吞咽困难、呕吐、胸骨下及上脘疼痛、胀满,乏力,2天不能饮食而就诊中医内科。

▶ **诊疗经过**:

患者因渐进性吞咽困难就诊于消化科,经食管摄片、食管镜及活组织病理检测,确诊为食管中下段鳞癌,累及贲门部,食管中下段及贲门部出现不完全性梗阻,2日未进食。考虑到患者年事已高,重度脱水并出现酸中毒等全身情况差的现状,给予补液,输注糖、碳酸氢钠及维生素营养乳类,纠正酸中毒,支持体能,改善危重状态后,建议转中医内科就诊。

▶ **中医辨证论治**:

患者消瘦,面诉,神萎,不能坐立,呼吸气微,已数日不能饮食,偶进茶汤,顷刻复出,且喘不能平。脉诊见六脉沉细欲绝,结代频现,舌质淡紫,数处瘀斑点点,苔水白黏腻,中根灰黑厚浊,舌下静脉粗曲紫暗如蚯蚓状,络脉成樱紫瘀点。综其舌脉症,此证为气血痰瘀,阻络梗窍,且病情日久,正气大伤,呈正虚邪盛之象。

▶ **选方**:

择苏子降气汤、四磨饮子、疏肝解郁丸、参苓白术散之方义,加减化裁以治之。

▶ 用药：

红参10g	西洋参10g	三七块5g	沉香5g	台乌药30g
青皮12g	陈皮12g	制半夏12g	广木香12g	砂仁12g
代赭石12g	生姜10g	苏梗12g	焦枳壳12g	佛手12g
玫瑰花12g	绿萼梅12g	制香附12g	姜黄15g	延胡索15g
鸡内金15g	全蝎10g	蜈蚣2条	地龙18g	僵蚕15g
海浮石12g	胆南星12g	谷芽15g	麦芽15g	降香12g
檀香5g	蒺藜30g	旋覆花12g^(包煎)		

嘱上药1剂3煎，约得750ml药汁，分4次呷服，6小时1次，每服约180ml，24小时服毕。

▶ 疗效观察：

患者首次呷服180ml后，嗳气、呃逆、呕吐渐止；第2次呷服药液后，即可开始少量饮水；第4次呷服药液后开始进流质饮食。效不更方，患者连续服用上药3剂后，方可进半流质饮食。遂根据首方去西洋参、谷麦芽，加白蔻仁12g、山楂30g煎服，每剂3煎共取800ml药液，分2日4次服，每日上、下午各服1次，每次服用200ml。至第15日，以上症状基本消除，患者精神、气力渐复，可下床活动，生活自理，饮食可进软米面食物，三餐如常。为巩固疗效，嘱患者按第二方继续服药半年后停药。往后数年，均于初春、初秋开始连服上药60天，做预防复发治疗。后三年患者生活起居均甚正常，并能照料半身不遂的妻子。及至2010年10月患者又复逐渐出现噎膈、呕吐、呃逆、渐进性消瘦，饮食难进，再使用上药效果渐显不佳，拖延至2011年元月死亡。共延长生存期3年7个月。

▶ 疗效分析：

食管癌属中医理论所指之气血痰瘀结，阻塞食管，不能进食，致后天断绝，宗气难以维系，而致死亡之候。治疗该证首当解除血瘀痰结气阻之病因。虑此患者已濒临死亡，故循急治其标之法则，首剂并用红参、西洋参，一味回阳救逆、一味益气养阴，共赴起死回生之效。并同时使用破气行气、活血化瘀、涤痰化痰之品，以消瘀阻隔塞之癌块，通达食道，接纳食物，以继后天之本。宗气得复，生化即兴，从而转危为安。在这一治疗方略启发下，首方除选用红参、西洋参大补元气固本救逆外，并于固气之中行气破结，方选四磨饮子降气解郁破结；佛手、玫瑰花、绿萼梅、制香附疏肝理气；广木香、降香、檀香降气止痛除噎；旋覆花、代赭石、苏梗、生姜助前药达降逆止呕；姜黄、延胡索理气活血止痛；制半夏、胆南星、海浮石消化痰核，化癌通管（食管）；再选全蝎、蜈蚣、地龙、僵蚕透络化瘀、涤痰抑瘤，扶佐正气，抑制癌块；鸡内金、砂仁、谷芽、麦芽温中消食，以资后天，从而达到挽救垂危、延长生命之目的。

▶ **诊后漫话：**

本例系以中医药治疗，实现改善食管癌晚期症状，减轻癌症患者痛苦，延长患者生存时间达3年7个月的有效案例。说明中药具有扶正固本、行气降逆、涤痰化瘀、通达食管方面的作用。使用方药强调疏肝解郁、搜剔通络、软坚化积，疗效较为显著。笔者使用以上法则，临床治疗数百例晚期食管癌患者，均不同程度地延长了患者的生存期，在尚没有更好治疗手段的情况下，以上治疗方法有一定的临床价值。

笔者在治疗各类癌肿过程中，观察到使用虫类药物控制癌瘤增生有明显效果，其现代药理作用机制，有待进一步研究。

治痰要药制半夏、胆南星，具有软坚化积、消化癌瘤、抑制生长的作用，除中药传统作用机制外，其现代药理作用机制也有待进一步深入探讨。

十二、痰湿性胃脘痛、腹泻(乙醇灼伤性食管炎、胃窦炎伴幽门螺旋杆菌重度感染伴慢性结肠炎)案

华某,男,45岁

▶ **主诉**:胃脘疼痛、泛酸水,胸骨下灼热,少腹疼痛伴泄泻2年余。

▶ **诊疗经过**:

因胃痛、腹泻往消化科就诊。经食管镜、肠镜等检查诊断为乙醇灼伤性食管炎、胃窦炎伴胆汁反流。贲门部、胃窦部充血水肿、糜烂、可见出血点,十二指肠部溃疡。结肠充血性水肿点片状溃疡。幽门螺旋杆菌阳性。病理报告示胃窦部黏膜肠化,结肠溃疡性改变,未见不良增生。经进行止痛、制酸、抑制胆汁反流,抗幽门螺旋杆菌,助消化酶片,止泻药物治疗,历经半月,收效甚微,呈反复发作情况。遂改投中医诊治。

▶ **中医辨证论治**:

患者饮食不节,酗酒日久,胃脘、膻中下灼热疼痛,泛酸、呃逆,脘腹胀满,少腹痛,腹泻二三日一行,脉来濡滑,重取则弱,舌淡红苔黄腻,根厚浊,综上诊为中焦湿热、下焦虚寒湿;痰火犯胃、胃气上逆,故生灼热疼痛诸疾。病邪浸淫下焦,脾阳受损,肾阳虚衰日久成虚寒腹泻,故又称上实下虚;湿热灼上、虚寒渍下之虚实夹杂证。

▶ **选方**:

取参苓白术散、金铃子散、四磨饮子、香连丸之方义,加减化裁以治之。

▶ **用药**:

白扁豆30g	怀山药30g	生薏苡仁30g	赤芍15g	白芍15g
牡丹皮12g	沉香5g	台乌药30g	青皮15g	陈皮15g
制半夏12g	川黄连10g	北连翘15g	制香附15g	姜黄15g
延胡索15g	炒川楝子10g	紫油桂6g	炮姜10g	诃子肉10g
白蔻仁12g	鸡内金15g	焦山楂30g	焦枳壳12g	川朴12g

▶ **疗效观察：**

服上药7剂，灼热疼痛、泛酸、腹泻明显减轻，黄厚浊苔退，脉来匀和，遂嘱效不更方，续进30剂后，诸症尽解，饮食起居若常人。

▶ **疗效分析：**

本案治疗法则为扶土抑木，理气和胃，清中焦痰热，补下焦虚寒，一扶一抑，一泻一补，使正气得复，外邪得清，邪去而身安病愈。方中首用白扁豆、怀山药、生薏苡仁淡渗利湿健脾，以截湿痰之源；赤芍、白芍、牡丹皮、川黄连、北连翘凉血活血，以清中焦之痰火湿热；以沉香、台乌药、青皮疏降肝胃之逆气；陈皮、制半夏以化中焦湿痰；制香附、炒川楝子、姜黄、延胡索解郁止痛；再以焦枳壳、川朴行气除胀；并针对下焦虚寒而用紫油桂、炮姜温阳暖肾；白蔻仁、鸡内金、焦山楂消导宿食。从而达到气逆降、肝胃和、湿痰除、邪热清、肾温煦、腹泻止而病去身安之效。

▶ **诊后漫话：**

本案治疗幽门螺旋杆菌感染，是本着扶正、祛痰湿、清热解毒、理气健胃、温暖下焦的治则用药的，使用清热解毒药川黄连、连翘直接抑制和杀灭病菌，机制是强健机体，增加患者自身免疫功能，从而抑制和杀灭幽门螺旋杆菌，并减少复发机会。作者体会，较之于西医"借兵打仗"的方法，优点明显；作用及药理机制有待进一步深入探讨。

本案患者，病因及发病机制、疾病归转都较为复杂，根据中医辨证，针对上下同病、寒热错杂、虚实夹杂等复杂病机，选择理气和胃、清利湿热、温煦下焦之品，诸药有机组合，各司职守，使顽疾得以改善，疗效巩固。以上见解和方法，作者在中医治疗多类疾病过程中，多有尝试，均见较好的效果。

十三、休息痢(急性中毒性菌痢治疗失当转为慢性痢疾)案

倪某,男,50岁

▶ **主诉:** 反复发作性腹泻四十余年,受凉、食黏腻、荤腥、寒凉食物即行发作。腹痛隐隐,大便溏薄夹白色黏液,偶夹血。消瘦,畏寒,四肢欠温,食欲不振,精神衰惫。

▶ **诊疗经过:**

患者三岁时,曾患急性中毒性菌痢,经静脉滴注氯霉素、红霉素、痢特灵(呋喃唑酮)治疗3天后,高热、谵妄、血便、腹痛等症状缓解。继续用药3天后停药。此后,每于进食生冷、油腻、难消化食物即生腹泻,患者每次发作即自行服用抗生素,用药不规律,形成腹泻即服、泻止即停药的情况。日久致耐药菌株形成,肠道菌群失调、消化功能紊乱。渐成抗药、使用各种治痢西药无效状况,遂转投中医内科治疗。

▶ **中医辨证论治:**

患者稚阳之年,即患疫毒痢,正虚疫毒炽甚,故高热、谵妄、昏迷,经西医特效药物得以挽救,诚属不易,然因用药不规律,在正虚邪恋之时停用抗菌药物,致病未能脱体,而转为休息痢。每于疲劳、受凉、饮食不慎而发作,已数十载。今患者羸瘦,面色㿠白,午后潮红,神疲倦怠,脉来虚数,尺脉尤弱,舌淡胖多津,苔薄腻,中根厚浊,舌下静脉淡紫。此脾肾阳虚,肾阳衰不能蒸腾脾胃之气,腐熟水谷,久而化热之证。故反复腹泻,遇油腻、饮冷而更甚,且有肛门作坠、灼热感,此乃中焦痰湿久郁,生痰化热,阻滞肠络。故证属肾龙雷之火衰,脾阳微而不运,消化吸收失职,久郁化为痰热,迫于下焦致肛门作坠、灼热不舒之症。

▶ **选方:**

择参苓白术散、芍药汤、金铃子散、香连丸等之方义,加减化裁以治之。

► 用药：

潞党参15g	白扁豆30g	怀山药30g	生薏苡仁30g	炒白芍12g
炒赤芍12g	广木香12g	黄连炭10g	炒金铃子10g	丹皮炭12g
连翘15g	炮姜10g	制附子10g	紫油桂10g	赤石脂12g
诃子肉12g	焦山楂15g	神曲15g	鸡内金15g	白蔻仁12g

每日1剂2煎，连服7日。

► 疗效观察：

患者服药一周后复诊，自觉神振体轻，无乏力、神疲，四肢畏冷感明显减轻，大便一日一行，便软成形，黏液便消失，遂嘱连续服药30剂。患者生活起居如常人，又嘱服药30剂而痊愈，追访11年未发作。

► 疗效分析：

本方首选潞党参补中益气，一助白扁豆、怀山药、生薏苡仁淡渗脾肾之湿，二助赤石脂、诃子肉固摄肠道以止泻利。再选广木香、炒白芍、炒赤芍、炒金铃子疏肝以和解肝胃。同时选制附子、紫油桂、炮姜温命门之火，以助运脾利湿，消化寒痰。用丹皮炭、黄连炭、连翘以解久郁之痰热，再以白蔻仁、鸡内金、焦山楂曲助脾胃消导之功。如是以达温运脾肾、疏肝解郁、除湿化浊、固肠止泻之功。综上，本方乃为补而不阻，疏而不破，止而不壅，温实寒且清虚热，消导而无损正气之方矣。

本法本方，笔者累用累验矣。

► 诊后漫话：

慢性疾病，正虚邪恋，久久难以痊愈。在西医诊治疾病过程中，因未完成抗菌药物治疗周期、用药不规律，或频繁改用抗生素、不做药敏试验和盲目使用抗菌药物等，致使病菌耐药。日久，机体正气虚弱，免疫能力下降，无力驱邪外出，致邪气留连转为慢性。每遇疲劳、受寒、饥饿等伤正情况，邪气即作，旧病复发，迁延日久，遂成痼疾，不得痊愈。此时，西医治疗已无得力手段，故临床诸多慢性疾病,皆因此而成。本案即此类疾病的较为典型病例。而中医强调扶正固本,本固而正气得复,从而祛邪外出,慢性痢疾方得痊愈。

本案鉴于正虚邪恋之病机特点,在治疗中突出体现了扶正祛邪的特色。在遣方用药中体现"一扶一抑、一补一泻、一温一凉、一固一通、一益一消"的用药规律,且收到良好的效果。笔者多年临床经验证实,多数临床感染性疾病未能及时治愈,迁延成慢性疾病时,中医临床治疗遵循上述法则,辨证、遣方、用药均可获得较好效果。

十四、顽固性呃逆案

杭某,女,65岁

▶ **主诉**:终日呃逆,每遇坐卧抵及髂骨或以手指用力挤压患者关节时,则呃逆加剧,频呃而不能止歇,每高声喝止,痛苦不堪。

▶ **诊疗经过**:

患者有精神创伤后长期抑郁史,其胃及十二指肠溃疡出血治愈后,即出现呃逆不止,时伴有呕吐大量清稀涎沫,渐而不可受挤压,受压迫后即呃逆不止。经食管、胃、十二指肠和肝脏、胆囊、胰腺及肠道检查,除有原陈旧性溃疡疤痕外,其他无异常,拟诊为胃肠综合征。使用抗呃逆药物阿托品、普鲁本辛(溴丙胺太林)及抗抑郁、安神镇定药物,维生素 B_1、维生素 B_6、谷维素均未能奏效。遂转中医内科治疗。

▶ **中医辨证论治**:

患者面容憔悴而愁苦,不时呃逆,以手压迫胸骨、肋骨、肘部、髂前上棘诸部位,即发呃逆,若不松手则呃逆不止,患者苦嚎,恳求放手,症候实属罕见。寻其由来,称其发病前有失子之痛与胃溃疡并发大呕血的急救史,大病后又调养失当,情怀不畅,终酿成此候。患者脉来沉弦带涩,舌质暗红少津,苔干黄厚腻,舌下静脉瘀紫,络脉不显。证属肝郁气结、横逆脾土、胃气上逆,此为血瘀、痰结顽而不解之证。法当以疏肝解郁、降逆止呕、活血散结治之。

▶ **选方**:

择柴胡疏肝散、四磨饮子、金铃子散、丁香柿蒂汤、小建中汤之方义,加减化裁以治之。

▶ **用药**:

醋炒柴胡15g	广郁金15g	沉香5g	台乌药30g	青皮15g
陈皮15g	蒺藜30g	佛手15g	玫瑰花15g	绿萼梅12g
制香附12g	炒赤芍15g	炒白芍15g	川芎15g	姜黄12g

焦枳壳12g	牡丹皮12g	山栀12g	炒金铃子10g	旋覆梗12g
代赭石12g	公丁香5g	柿蒂12g	制半夏12g	砂仁12g
潞党参12g	云苓30g	炙甘草10g		

每剂2煎,上、下午空腹时服下,忌生气,忌食荤腥、生冷。

▶ **疗效观察:**

首剂后呃逆辄止,胸间宽畅,抑郁烦满减轻,嘱连服7剂而病愈。随访数月未再发作。

▶ **疗效分析:**

患者有精神创伤史,一味使用安定、抗抑郁西药以强止呃逆,虽短期奏效,但更增气逆、气结之病根。遵从治脾胃之候当从疏肝理气入手之理论,而选用醋炒柴胡、广郁金疏肝解郁,沉香、台乌药、青皮、焦枳壳破肝胃之气结,佛手、玫瑰花、绿萼梅、制香附疏肝木之郁,减横逆脾土之势;再择旋覆梗、代赭石、公丁香、柿蒂、砂仁温降胃气之逆;陈皮、制半夏化中焦之痰湿之结。秉"久郁必滞,久滞必结,久结必瘀"之理论方选炒白芍、炒赤芍、炒金铃子、姜黄、川芎以活血破瘀,疏通肝之络脉以解气血痰之久结;同时,为脾土得以固守遂专遣潞党参、云苓、炙甘草以建中燥湿、调和脾胃而起中流砥柱之功效。另为清肝经、脾湿久郁之痰火更选牡丹皮、山栀以泻之,从而达到脾土稳固、肝气条达、胃气转降、气血痰结得解、诸症平复之目的。

▶ **诊后漫话:**

本案指出,临床诊断治疗患者,不可只执主证,而不旁顾它因。病史内容常可做重要借鉴。本例患者发病前曾有胃溃疡大呕血急救史和丧子之痛的重大精神创伤,加上严重的胃气上逆症状,肝木侮土的病理机制已浮于水面。故治该证应首先化浊健脾、清肝胃郁火,再大剂行气破结、疏肝解郁、降逆止呕。中土健运,肝郁得舒,呃逆自除也。

本案启示,大凡关乎情志抑制、怒张过度之疾病,病位可能在其他脏腑,医者当敏锐地观察疾病与情志因素的关联,并于立法、处方中重用疏肝解郁药,此应视为要害。本案的辨治效果启示我们,精神、神经类疾病,中医从肝论治的重大意义。如今多发之焦虑症、抑郁症、精神分裂症、老年性痴呆(阿尔茨海默病)等,都应为我们重视、研讨、实践的重要课题。

十五、癌症晚期调治(结肠癌术后并发脑、肺、肝、骨转移,无手术可能的晚期治疗)案

章某,女,56岁

▶ 主诉:头痛昏晕,呕吐,胃脘胀满疼痛,腹泻,不能进食。

▶ 诊疗经过:

患者因患结肠癌,手术切除患部时发现癌细胞在腹腔内扩散转移而关腹。后经CT检查发现颅内、肺、肝及骨骼均行转移。考虑患者全身情况差,除给予输液、营养乳及对症治疗外,不再做抗癌治疗。遂转诊中医内科,进行保守治疗。

▶ 中医辨证论治:

患者消瘦、面垢、神疲乏力、头痛时作,痛剧则出现呕吐、晕厥;脘腹胀满,腹膨如鼓,腹壁青筋暴露,如海蛇头状;时作阵咳,唾大量白色泡沫样痰液;且不能饮食,食则反胃、呕吐;下泄少量稀薄大便;脉来沉细欲绝,时见结代,舌淡胖多津,齿痕深现,苔白浊厚腻根尤甚,舌下经脉紫暗卷曲如蚯蚓状,伴多块暗红络脉瘀斑。症属气血痰饮瘀阻脑窍、肺、肝、肾、骨骼等多部位,邪盛正衰,致窍络不通,脏腑气血衰惫,气化功能失常,肺失肃降而生咳唾痰涎,重则喘满不息;横逆脾土,胃气上逆而生呃逆呕吐;痰血阻碍肝络,络脉阻滞肝失条达,不通则痛;痰浊阻于骨骼郁久化热,而生疼痛且入夜更甚;痰饮浸渍下焦致气阻血瘀而生鼓胀。此多脏腑同病精气神衰败之危候。当扶正固本、行气破结化痰逐饮治之。

▶ 选方:

择四磨饮子、柴胡疏肝散、桃红四物汤、大承气汤、二陈汤、牵牛散、失笑散之方义,加减化裁以治之。

▶ 用药:

白干参18g	三七块10g	仙鹤草30g	沉香5g	台乌药30g

青皮12g	陈皮12g	蒺藜30g	制半夏12g	胆南星10g
佛手15g	玫瑰花12g	绿萼梅12g	生大黄10g	焦枳实12g
厚朴12g	川楝子10g	姜黄15g	制香附15g	延胡索18g
赤芍15g	白芍15g	川芎15g	黑丑30g	白及片30g
阿胶珠15g	小茴香15g	王不留行30g	葶苈子30g	鳖甲12g
炮甲12g	川牛膝15g	砂仁12g	公丁香5g	全蝎10g
蜈蚣2条	僵蚕15g	地龙30g	九香虫12g	土鳖虫12g
半枝莲30g	生蒲黄15g	白花蛇舌草30g		

以上43味药,加足量水煎2次,每次煮沸后煎40分钟,将两次药液混合后继续煎煮,浓缩至600ml备用。服法:每日2次,每次150ml,空腹下。共服2天。

▶ **疗效观察:**

首剂服完后,患者自觉精气神略振,咳喘痰涎减轻,头、脘腹部疼痛趋减,大便二日间共如厕5次,便溏量多色黑(垢屎),小便日五行,日量4 800ml,腹胀显减,青筋渐稳,呃逆呕吐止住,可食粥类半流质饮食若干,入夜寐安。效不更方,旋用上方,如法煎2剂,再服4日,诸症大减,患者自觉神清体轻,精神焕然,进食、饮水、大小便、夜晚睡眠均进一步好转。因是重笃危候,不敢怠慢,以上方改丸剂如桐子大小,每日2次,每服40丸至2010年12月。后又诸症辄作,痛楚如5年前,再拟诸方,终难成效,患者于是年12月21日病故,延长生存期达4年9个月。

▶ **疗效分析:**

是病为气血水三因,纠结日深,顽痰、瘀血、水饮随营卫、血脉、经络走串人体肠、脑、肺、肝、骨等多个脏腑形成气血痰饮之癌症。抑气血,阻络脉,侵脏腑,嗜食精气神,消肌烁骨,扰乱营卫运行,终而危及生命之恶候。遂秉"首当扶正、补益气血以济生存"之道,故首选白干参、三七、仙鹤草急固正气,以强祛邪之本源,而三七、仙鹤草寓益气固本外,又可行血活瘀以治癌之症结,与白及片、阿胶珠配伍可固守脉络,以防气血痰瘀久郁化火,灼伤脉络而迫血妄行之食管、胃肠诸器官,导致经脉怒张引发大咯血。再重选四磨饮子化裁加佛手、玫瑰花、绿萼梅、制香附、小茴香、川楝子以行疏肝解郁,条达疏导肝络,减轻血瘀痰结。方中选炮甲、鳖甲、川牛膝、生蒲黄、川芎、赤芍、白芍以疏通肝肾诸脏之络脉,减癥积,去瘀生新。而陈皮、制半夏、胆南星以消痰核,化癥积。此中更重用大承气汤加王不留行、黑丑、葶苈子、地龙以促二阴急泻水饮,缓肝脾壅盛之急。选砂仁、丁香佐制半夏降逆止呕,全蝎、蜈蚣、僵蚕、地龙、九香虫、土鳖虫皆可疏通肝络,祛血瘀痰结而使络脉畅通。方尾用白花蛇舌草、半枝莲以清热解毒行气,在清利中扶正抑癌,也为要津。从而达到扶正抗癌、抑癌瘤、延续生命、提高生活质量之目的。

▶ **诊后漫话:**

多种原因致大多数肿瘤患者确诊时已为中晚期。西医治疗手术创伤、放疗化疗毒副作用,致业已虚惫的患者无法再接受以上治疗。患者处于极度痛苦之中。实践证明,中医扶正固本、不弃攻邪,减轻病痛,提高生活质量,延长生存期,具有较明显效果。本案为一个较典型案例。

本案治法为攻补兼施之法,先以甘温守正,再以行气、活瘀、化症结。孰知稳准的祛邪亦即扶正,邪去而正复焉。方中多味攻伐之品,看似虎狼,然抑癌作用峻猛。癌势颓,而正气伸,笔者以为是该例患者病情缓解且延长生存期5年的主要因素。

十六、癌痛（结肠癌伴肝脏、股骨转移）案

俞某,女,57岁

▶ **主诉**:2009年因腹泻、腹痛诊断为结肠癌晚期,全腹、肝、骨骼转移,继发癌痛,入夜痛剧呼号不欲生,西医止痛药无效,几次自尽为家人解救。

▶ **诊疗经过**:

患者于2009年5月确诊为结肠癌晚期,全腹、肝、骨骼转移,因失去手术机会,遂实行姑息治疗,维持生命。9月下旬全身疼痛加剧,右股骨及同侧肝区出现灼烧样剧痛,使用麻醉性止痛剂,每2小时注射1次,日用量吗啡、杜冷丁(哌替啶)达12支,继而出现无效现象。遂建议中医会诊。

▶ **中医辨证论治**:

患者重症久病,精气神大伤,又气血痰核久郁化火,瘀结痰火灼伤脉络而生疼痛,时日迁延,疼痛更甚,表现为日疼虽甚,尤可忍耐,然至深夜疼痛尤剧,数百米外尚可闻及惨烈呼号,西医止痛药类用尽而无效。视患者面目清瘦,目窝深陷黝黑,双目失神,口唇干裂,舌瘦削色深紫,苔黄黑相间,干裂无津,舌下静脉干瘪而紫暗,脉细弦数重按欲绝。实为气血精欲枯竭,气血痰核久郁、浊气痰火肆虐而灼伤筋肌骨脉而生剧痛不止,入夜尤剧。此病本伤于阴分,故入夜病更重笃。故当以甘寒滋柔肝筋,濡润肾骨,浸养百脉,再佐以补益气血、安神镇静止痛之品以求止痛之效。再益气扶脾以养后天,维系生命。

▶ **选方**:

择青蒿鳖甲汤、甘麦大枣汤、通窍活血汤、四磨饮子之方义,加减化裁以治之。

▶ **用药**:

| 西洋参15g | 三七块5g | 生赤芍15g | 龟板15g | 鳖甲15g |
| 炮甲12g | 杭白芍15g | 牡丹皮12g | 山栀12g | 葛根30g |

佛手12g	玫瑰花15g	绿萼梅12g	姜黄18g	制香附15g
延胡索18g	川楝子12g	大麦冬30g	天冬30g	南沙参30g
北沙参30g	金石斛15g	连翘15g	白茅根30g	鲜芦根30g
全蝎10g	蜈蚣2条	僵蚕15g	地龙30g	生甘草10g
制乳没各12g	川芎15g	生蒲黄15g		

龟板、鳖甲、炮甲3味先煎,上33味药再煎2次,取800ml药液,每隔6小时服药1次,日服4次。

▶ **疗效观察:**

服首剂药后,当日疼痛渐缓,入夜竟未生剧痛,遂嘱再服药2剂。第二日,见患者形容神气色泽明显舒缓,起居、饮食、睡眠俱安。恐其疼痛复燃,上药改半量,日服2次,继服5剂后停药。此后全身疼痛未再发作,但终因癌疾扩散,全身消耗及中毒症状日益加重,于5个月后死亡。唯未再出现疼痛病情。

▶ **疗效分析:**

此方首选龟板、鳖甲、炮甲等血肉有情之品和天冬、麦冬、南沙参、北沙参、石斛、白茅根、芦根、生甘草急救津液营血以柔肝肾、润养脉络;一身之燥烈得减,疼痛自可缓和;择西洋参、三七、牡丹皮、山栀、连翘以益气泻火;用生赤芍、佛手、玫瑰花、绿萼梅、姜黄、制香附、延胡索、川楝子使津气精血得以恢复的前提下,行气、活血、通络以解气血痰瘀,疏通经络。诸络得以通达,通则不痛耳。

▶ **诊后漫话:**

受治疗胰腺炎剧痛使用一贯煎加减获效案启发,辨证癌症晚期多脏器转移,气滞、血瘀、痰浊久郁化火,灼津液、伤脉络的病理特点,考虑到以甘寒养阴、清心宁络、柔肝止痛的治则,治疗本案患者获良好疗效。禀此案治则,笔者又执此法,治疗多例癌痛患者均获显效,证明此法具有一定的可重复性。

本例患者,于辞世前嘱其子媳,于其逝后一定要赠80个鸡蛋予我,以作谢,说明癌痛对晚期患者的伤害巨大,痛苦深重。从减轻晚期癌症患者痛苦考虑，从维护患者逝前的尊严着想，这一疗法有推荐使用意义，更应做进一步探讨研究，以促成制剂的实现，以慰众多承受巨大病痛的晚期癌症患者。

笔者认为患者在失去手术和放疗化疗机会的时候，使用中医药进行力所能及的扶正，以减轻其痛苦，提高其生活质量，尽量延长患者生存期，应首先列入晚期癌症患者的治疗方案中，并实施之。实践证明，中医药在这方面有见长之处，是有所作为的。

肝胆门

十七、气血水互结之鼓胀（糖尿病、高脂血症、脂肪性肝硬化并发肝癌、腹腔积液、脑栓塞）案

张某，男，70岁

▶ **主诉**：因头晕，脘腹胀满，疼痛剧烈，不能进食而就诊。

▶ **诊疗经过**：

患者因腹胀和肝区疼痛往医院就诊，经检查发现脂肪性肝硬化，且多发性占位性变，重度腹腔积液疑诊为肝硬化癌变，且门静脉高压，食管、胃底静脉曲张，肝腹水。经全身检查，进一步发现患者有高血压（220/120mmHg）、高血糖、高血脂、高尿酸、冠心病、心绞痛和脑梗死。患者体形硕大肥胖，活动迟缓而伴气喘，心前区绞痛。遂给予对症治疗，使用亚硝酸异戊酯、阿司匹林、静脉推速尿（呋塞米）以控制症状。并同时服用降血脂、降血糖、降血压和维生素类药物，因效果不明显而转诊中医疑难病专科治疗。

▶ **中医辨证论治**：

患者素体强壮，因长期酗酒，过食膏粱厚味，体型肥胖，颜面神色晦暗，颧显樱红，双下肢水肿，胫部肿甚，按之陷而不起，脉来洪大弦滑，重取更甚，伴结代促脉并见。舌质紫暗，见数块瘀斑。苔黄厚，舌根灰浊黏腻。舌下静脉紫暗瘀曲呈蚯蚓状，络脉多小块红色瘀斑。

推敲以上症候，当属肝阳亢盛，肝胆湿热，日久致痰饮顽疾，弥漫上中下三焦，而致气血痰火上冲，瘀阻脑络，阻碍心脉；中浸淫肝胆，阻碍脾升胃降；而水液浸渍下焦，决渎失职，大便溏薄、小便不利，积于腹中遂成气血痰饮互结之鼓胀。病程虽久，病情复杂，终不离气滞、血瘀、痰火、饮邪互结之病理改变，又因患者原为形体丰硕、气血旺盛之身，虽久经诸疾磨难，元气尚未完全

颠覆,故而构成邪实正也实的实候。因而在治疗法则上,可执攻法。

▶ **选方:**

选天麻钩藤饮、二磨饮子、二陈汤、金铃子散、血府逐瘀汤之方义,加减化裁以治之。

▶ **用药:**

钩藤30g	葛根30g	沉香5g	台乌药30g	青皮12g
陈皮12g	蒺藜30g	醋柴胡15g	佛手15g	玫瑰花15g
绿萼梅12g	姜黄15g	制香附15g	川楝子10g	焦枳实12g
川朴15g	制半夏15g	胆南星12g	猪苓30g	泽泻30g
车前子、车前草*30g	黑丑、白丑*15g	王不留行15g	葶苈子30g	
鸡内金15g	僵蚕15g	蚤休30g	地龙30g	赤芍、白芍*15g
川芎15g	三七块5g	仙鹤草30g	白及片30g	阿胶珠15g
怀牛膝30g	生大黄10g	白花蛇舌草30g	半枝莲30g	

本方属大处方,嘱每剂3煎,混匀后得约1 000ml药液,每6小时1次服药,每次250ml。

▶ **疗效观察:**

患者服用首剂后,胃肠辘辘有声,脘腹顿觉宽松,小便次数增至一日十余次,总尿量达5 000ml,大便一日5次,首次先硬后溏,后4次皆为溏薄水样便。患者原紧张烦懑情绪得以缓解,欲饮水,食欲亦增。使用该方5剂后,噎呃除,水胀减,腹渐平软,可平卧,尚有乏力感,遂于上方中抽去黑丑、白丑、王不留行、生大黄,加西洋参5g、生薏苡仁30g、白蔻仁12g,再服10剂后,患者自觉如常人也。做B超证实腹水消失,余结论尚未改变。考虑其慢性疾病规律,遂嘱按最后方药,继服60剂,再做检测。3个月后于门诊做各项检测证实,患者在使用降压药的前提下,血压128/80mmHg,血糖正常,总胆固醇5.7mmol/L ,甘油三酯1.9mmol/L,脑、心、肝、胃检测病理改变如初始结论,患者生活起居较正常,未见病情加重。后坚持服用中、西药,中药改半量服用至今。

▶ **疗效分析:**

　　患者症情复杂,但症起为气血痰互结。证候多端,但仍以气滞血瘀、湿浊痰饮为主。故采取破气、行血、逐饮、化痰四法同行。以葛根、钩藤解肌、平镇肝阳;以二磨引子于疏肝透络中破气以活血,醋柴胡、佛手、玫瑰花、绿萼梅、姜黄、制香附、川楝子缓疏肝气,焦枳实、川朴以增上药破气之功;以制半夏、胆南星、地龙、鸡内金消化痰核,再以猪苓、泽泻、车前子、车前草、黑丑、白丑、王不留行、葶苈子行水消鼓胀;以赤白芍、川芎、三七、怀牛膝、生大黄破血活瘀;以白花蛇舌草、半枝莲、蚤休清热抑瘤;恐其破血行气药力峻猛,诱发出血事端,而专用仙鹤草、白及片、阿胶珠、三七护卫中上消化道,以实现破气行气、行血活血、行水破结之目的。

▶ **诊后漫话:**

　　笔者观察在长期或大剂量使用利尿剂后,患者最终会出现药效减弱或无效的情况,亦每多于此转中医诊治。遇此种情况,均可使用本案的治疗法则,且能达行气活血、破瘀利水、消鼓胀之目的。

　　传统药理中,甜葶苈以泻心肺之水为主要,本案患者使用葶苈大枣泻肺汤于中下焦病变,收效亦佳,说明该方药是可上中下三焦并用的,虽有违药物归经,亦可看作是扩大该药用药范围的尝试。

十八、痰浊浸渍血脉肌肤(高脂血症伴颜面周身多发脂肪瘤)案

邹某,男,65岁

▶ **主诉**:头昏、心慌、胸闷,颜面周身赘瘤。

▶ **诊疗经过**:

患者因头昏晕就诊,经各项检查后诊断为:高血压、乙醇中毒性肝硬化、高脂血症,动脉粥样硬化性心脏病,面部、胸背部广泛性皮下脂肪瘤。临床使用对症疗法,经降压药、降血脂药、保肝药、多种维生素治疗后,症情缓解不明显,遂转中医内科治疗。

▶ **中医辨证论治**:

患者原系中国工农红军工兵,四渡赤水战役中,反复大量饮用烈酒后,潜入阴寒彻骨之江水中架桥。如上者数十年。及至年老寒浸热郁之疾日渐显现,发作为西医诊断之诸疾病。故病当属寒热夹杂,湿热裹胁之痰浊证。痰邪浸渍心脾肝胆肌肤血脉,阻抑脉络而变生成高血脂、肝硬化、冠心病和皮下多发性脂肪瘤。患者脉来弦硬,右脉大于左脉,脉来如蛇行,且结代促脉频现,舌质暗红,舌周边紫斑累累,苔黄浊厚腻,根部尤甚。舌下静脉青筋暴露如蚯蚓状,络脉混浊,瘀斑累累,一派痰浊气血瘀阻之象。故应判为痰浊浸淫脏腑肌肤经络之证。

▶ **选方**:

择柴胡疏肝散、茵陈蒿汤、五苓散、血府逐瘀汤之方义,加入民间流传有效之单方、秘方以治之。

▶ **用药**:

广郁金15g	虎杖30g	佛手片15g	猪苓30g	泽泻30g
茵陈30g	龙须草30g	葛根30g	金银花30g	北连翘15g
赤芍15g	白芍15g	生首乌30g	生山楂30g	怀牛膝30g
川芎15g	柴胡10g			

上方每日1剂2煎,早、晚分服,连服30日,检测血脂,观察主要症状。

▶ **疗效观察:**

患者按上方药服30剂,疗效显著,面及胸背部脂肪瘤明显消退,血脂检查值均明显下降。服60剂后,面部脂肪瘤悉数消退,胸背部只留有散在的几枚,血脂检查已正常。嘱其停药,并指导其每年春末夏初、秋末冬初间每服60剂上药,以资巩固。坚持数年,病情稳定。

▶ **疗效分析:**

本方选自安徽泾县山区民间验方,再佐以柴胡疏肝散之柴胡、菌陈、白芍疏肝理气,利胆除湿热之郁,佛手意义同上。方选怀牛膝、川芎、虎杖行血活瘀,破解癥瘕。方中猪苓、泽泻、茵陈、葛根皆清热利湿解肌,涤除痰饮,有良好的利胆效果。选金银花、北连翘清热解毒,以清痰火之温,生首乌于养血中更具益肾利肝之功。生山楂消导,活血化积效著。唯使用龙须草一味民间经验方,该草生于水中,性寒味淡,具淡渗利湿除痰之效。全方着力于行气活血利胆,软坚化结,清利湿热以阻痰湿停滞于肌肤内脏之间。故久服疗效显著耳。

▶ **诊后漫话:**

西药降血脂药对肝脏有所损害,每可加重病情,故患者望而生畏。笔者从推寻痰之生成机制着手,于清热利胆、利尿化浊、行气活血、化瘀诸方药中,选择以上药物组成自拟方祛脂汤进行治疗探索,果获良效,说明中草药对利胆除脂具临床效果,且几无毒副作用。笔者禀此疗法,后数十年,经治数百例患者,均显不同程度之效果。故认为此方及此类药物对治疗高脂血症、脂肪肝有进一步探讨价值,可否以此疗效机制,研制新的降脂药物。

十九、高热腹痛(慢性胆囊炎急性发作,并发急性出血性胰腺炎、上腹骤痛、休克)案

严某,男,47岁

▶ **主诉**：原患慢性胆囊炎,因大量饮酒并暴食面、肉等食物,1小时后突发上腹部绞痛,继发高热(40.1℃),谵语、神昏,经西医抢救,症情未见明显缓解,转请中医会诊。

▶ **诊疗经过**：

患者原患泥沙型胆囊结石、胆囊炎伴胆汁反流。因饥饿而进食大量猪肉馅包子,1小时后突发上腹部疼痛,继发高热(40.1℃)约3小时,出现大汗淋漓、面色苍白、血压下降至BP 50/30mmHg,呼吸急促,血检:白细胞18 700、淋巴细胞90%、中性10%粒细胞、血糖27单位;胰岛素生化检测指标等均支持急性出血性胰腺炎并发休克的诊断。遂采用抑制胰岛急性炎症、支持生命体征、抗感染、抗休克治疗,48小时后紧急症状缓解,但患者高热不退(39.7℃)、疼痛持续、反复呕吐并夹杂血性物,请中医内科会诊。

▶ **中医辨证论治**：

患者消瘦,神志朦胧,不时呃逆呕吐,吐酸腐血腥涎沫,额间炽热,大汗未止,面色苍白,舌体瘦色樱红,苔多块剥脱,余苔干黄,中根部灰黑起芒刺。舌下静脉干瘪,紫暗少津。脉洪数而芤。此邪热炽盛、浊气上逆,灼伤络脉、上扰心神,阴血大伤,精气神衰惫。当急以清热解毒、凉血止血。生津养液、熄风定惊治之。

▶ **选方**：

择犀角地黄汤、大黄牡丹汤、黄连解毒汤、地黄饮子、牛黄解毒丸之方义,加减化裁以治之。

▶ **用药**：

生大黄30g	川黄连10g	牡丹皮15g	大青叶30g	板蓝根30g

川楝子12g	生白芍15g	生赤芍15g	青黛5g^(包煎)	天冬30g
麦冬30g	金银花30g	连翘30g	金石斛18g	芦根60g
白茅根60g	生甘草12g	西洋参30g	三七块5g	鳖甲18g
南沙参30g	北沙参30g	半边莲30g	白花蛇舌草30g	
水牛角120g^(先煎)				

上药急煎三十分钟,灌服。

▶ **疗效观察:**

首剂1煎服用后,高热始退,神智渐清,气息渐平;2煎进后,患者体温降至38.5℃,神志渐清,灌服少量生脉饮口服液后,气息复。但仍禁食,补充大量生理盐水以补体液之丢失。因体温未复正常,脉尚滑数,舌仍瘦削少津,故再服上方2剂,去生大黄、大青叶,加银柴胡15g、嫩青蒿30g、地骨皮12g以退虚热,第三日凌晨患者发热尽退,病初愈。故再权衡阴阳、邪正之况做病后调摄,15日后患者康复出院。

▶ **疗效分析:**

因患者邪毒炽盛、热邪灼津至亡阴亡阳险境,故出泄热挽阴之生大黄、川黄连、牡丹皮、大青叶、板蓝根、青黛、金银花、连翘、白花蛇舌草、半边莲急泄肝胆之热毒,再择水牛角以代犀牛角,芦根、白茅根、天冬、麦冬、金石斛力挽阴竭,且凉血止血、安定神志;方中生赤芍、生白芍、川楝子、鳖甲、三七条达肝胆、理气活血;西洋参、南沙参、北沙参、生甘草益气养阴、柔肝滋肾以固本源。

▶ **诊后漫话:**

胰脏无小病,急者,起病急、热邪炽、痛疼剧、血忘行、神志谵,甚暴脱,一派实热浸淫脏腑经脉之象,故在治疗中多用清泄热毒、凉血止血、柔肝和脾、养阴止痛之方药以拯救之。

胰病无寒症,无论急慢性胰腺炎症,只可用清利、泄毒、救阴之品,不可动用温燥壅滞之药。

胰病实为脾湿热横逆肝胆胰,故拒温补法,即便病急欲脱也只可用甘寒养阴之品以益之，不可误投温药，即便温润之剂亦属禁忌耳。直至湿热火毒尽退，正虚气衰之际，方可选用淡渗利湿之品，以益脾胃矣。诊治多例后，笔者有所感悟："胰病与二术（白术、苍术）无缘。"故治该病之法则应在清热泄毒凉血之中重用养阴柔肝之品，一贯煎为恰当之选方，可用该方斟酌病情以投之。

以上体会，具来自笔者早年临床老师泾川朱涛如老先生之启导，后数十年间的反复搓磨，方得出的一点心得，拿出来与同道共飨。

二十、肝癌（原发性肝癌三次手术、三次中西抗癌药物介入治疗期，后期的中药扶正抑癌治疗）案

王某，男，40岁

▶ **主诉**：右胁下疼痛，乏力，迅速消瘦二月余。

▶ **诊疗经过**：

乙肝家族史，曾长年大量饮酒，2007年5月20日因肝区疼痛就诊。2005年10月曾于某院肝外科确诊为肝癌，旋即手术切除患病肝叶，并进行放化疗后出院。继而服用扶正抗癌中药3个月后，又发现肝左右叶转移癌块，遂使用中西抗癌药物做肿瘤部位介入给药3次，癌块消失后出院。

▶ **中医辨证论治**：

刻下患者消瘦，神疲乏力，肌肤甲错，面色黧黑，牙齿干槁，双目深陷，眼窝黑睛乏神，与二次手术、放化疗、中西药介入治疗相关。舌淡紫，右侧有花生米样大小紫斑，舌下静脉、络脉瘀紫混浊，伴暗红色瘀点。脉来弦硬如革，重按则中空明显，上下肢内侧均见数块皮下紫斑，且溲深黄若胆汁，大便溏黑，此瘤虽割除，又复放化疗重创明显，实为正气大伤，气血虚损，气滞血瘀、痰浊未净，正虚邪恋、顽疾有触之即发之象。秉大虚当补、邪盛当祛之原则，拟取攻补兼施之法以治之。

▶ **选方**：

选参苓白术散、柴胡疏肝散、血府逐瘀汤、四磨饮子、炙甘草汤之方义，加减化裁以治之。

▶ **用药**：

西洋参5g	三七块5g	生薏苡仁30g	枸杞子15g	阿胶12g
生赤芍15g	杭白芍15g	牡丹皮12g	天冬30g	麦冬30g
天花粉30g	南沙参30g	北沙参30g	广郁金15g	醋柴胡15g
川芎15g	猪苓18g	制半夏12g	鸡内金15g	生谷芽30g

生麦芽 30g	半枝莲 30g	重楼 18g	白花蛇舌草 30g

上24味,二煎混合,分三次服,每日一剂。

▶ **疗效观察:**

服药后患者面色渐转润泽,黧黑渐退,肌肤甲错消转,神气渐复,食眠渐安,肝区疼痛消失,眼眶见满,体力渐复。鉴于气血津液大伤之后调养当以渐次为佳,遂嘱其持缓治其本之原则,于上方中加五味子10g、佛手15g、玫瑰花15g、绿萼梅12g、怀牛膝18g,继续服用100剂后,诸症状悉尽解除而停药,至后4年整,患者健康安好,恢复工作数载。

2012年5月患者第三次发作,肝内、肺、骨骼及颅内广泛转移,并发严重腹腔积液。入院后遂发高热41.3℃,数日不退,并开始癌痛、大汗淋漓、皮肤灼热、不能饮食。西医使用激素、止痛剂、营养乳行对症治疗,效果不显。无奈再行中药治疗。

▶ **方药如后:**

生大黄 18g	大青叶 30g	嫩青苔 80g	鳖甲 12g	青黛 5g(包煎)
地骨皮 15g	桑白皮 12g	银柴胡 18g	葛根 30g	金银花 30g
连翘 18g	茵陈 30g	广郁金 18g	姜黄 30g	延胡索 30g
制半夏 12g	胆南星 10g	川楝子 12g	赤芍 18g	生白芍 18g
牡丹皮 12g	山栀 12g	猪苓 30g	泽泻 18g	车前草 30g
白茅根 30g	芦根 30g	石膏 30g	生甘草 15g	白花蛇舌草 30g
半边莲 30g	葶苈子 30g	王不留行 30g	佛手 15g	玫瑰花 15g
绿萼梅 12g	地龙 30g	三七块 5g	制乳香 18g	青皮 15g
陈皮 15g	蒺藜 30g	沉香 5g	台乌药 30g	制香附 18g

煎法:上药为1剂量。浓煎3次,混合后取汁1 000ml。

服法:每6小时服1次,每次250ml,每日给药4次。

▶ **疗效观察:**

患者服药一日后,病情大减,疼痛止,高热退,体温37.5℃,腹水消。嘱按上方继续服用中药,药量减半,每日2次每次250ml。

半月后,患者终因正气大伤,气血难复,邪毒过盛胀气衰竭而死亡。是时2012年10月18日,终年47岁。自原发肝癌发病始计算,生存7年。确属罕见。

▶ **疗效分析:**

患者肝癌肇起于家族乙肝,其父、姐均乙肝并发肝癌,早年殒命。故患者起于先天肝肾不足,毒邪潜身,气血虚损,岁久肝气滞碍,肝血瘀阻,邪毒蕴为顽痰,发为肝癌,幸而继发者为单一癌块,第一次手术便迅速切除,3个月后肝部又蕴及2枚癌块,西医院使用中西药物行癌灶中心介入给药,又幸而取效且彻底。然两次治疗气血大损,肝脾之气大伤,此间邪虽去而正大伤,故急持扶正固本、护肝抑毒之剂,遂择西洋参、三七、生薏苡仁、枸杞子、阿胶、杭白芍扶持气血,恢复一身之正气;择三七、生赤芍、川芎、广郁金行血活瘀,在肝血渐旺中,助其条达,以防瘀滞再生。再选醋柴胡疏肝柔肝;天冬、麦冬、天花粉、南沙参、北沙参滋养肝肾之阴液;牡丹皮、猪苓、制半夏以清肝、利湿热之毒且化顽痰。方中重楼、白花蛇舌草、半枝莲均属清热解毒之品兼具防癌、抗癌之功。如此则气血得复,肝肾充实,气行血畅,营卫充盈而运行自如,故正能胜邪,邪去而体安。患者得于垂危中转复。加减中使用佛手、玫瑰花、绿萼梅以增强疏肝解郁之功效。

▶ **诊后漫话:**

患者自2007年7月21日增加中医药治疗后,到第三次癌广泛转移至救治无效,于2012年10月死亡。其中经历一次癌瘤切除术,两次中西药介入治疗外,其余均使用中医药疗法,病情稳定时间长,期间身体康复快,全身情况较好,并恢复工作三年余。这佐证了中西医结合治疗肝癌临床疗效是可靠的,特别是使用中药消除手术、放化疗、药物介入疗法所引起的毒副反应效果明显,对延长患者生存期起到了积极作用。

尤其是于患者临终前夕,平复高热不退、严重腹水、剧烈癌痛,解除患者临终前的痛苦,效果显著。此中体会有三:一是中西医结合治疗肝癌及并发症是具有一定疗效的;二是中医方药用于抗手术放化疗及药物介入引起的诸多反应,效果明显,有推广价值;三是本案启示我们,在今后癌肿治疗中应重视发挥中医方药的作用,将扶正固本抑癌指导思想融入单一的西医疗法中去。

本案及以上案例证明,中医药介入抗肿瘤治疗过程中,仍必须坚持辨证论治的治疗法则;丢弃以上法则,只选用所谓抗、抑癌肿的成药或单味中草药的简单做法,是不符合中医辨证论治原则而不可取的。

二十一、黄疸(泥沙型全肝内中、小胆管阻塞引发全身性黄疸,肝功能重度损害)案

栗某,男,45岁

▶ **主诉:**全身出现进行性黄疸1年,近期皮肤巩膜黄染加重。皮肤瘙痒、恶心、呕吐,食欲骤减,肝区及右肩背疼痛,偶发剧痛。

▶ **诊疗经过:**

患者有胆囊、胆管疾病家族史,父兄均因阻塞性黄疸并发肝硬化等较早死亡。1983年4月29日午饭后出现腹部绞痛去医院急诊。全身黄染明显,呕吐不止,伴血性物呕出,小便黄赤色,血及尿检示:胆红素、尿胆原等值均高,胆囊、胆管均被胆石阻塞,遂行胆囊切除术,冲洗肝内中、小胆管,因技术受限肝内诸型胆管无法彻底清除,关闭手术口后,嘱使用中药排石疗法,遂转中医内科治疗。

▶ **中医辨证论治:**

患者因家族湿浊性体质或地域性因素,久具脾运滞缓、肝胆疏泄不畅,中焦痰湿蕴结,化为热毒,致浸渍肌肤脉络而致全身黄染,且以巩膜、皮肤、小便为重,甚时咳唾痰涎也呈橘黄色。经西医手术治疗症状明显缓解,诸黄尽退,然病之根源未除,湿热缠绵,诸大、小胆管尚有阻塞未能彻底疏透,新之湿热蕴积,半个月后以上诸症状又作。虑其成因为湿痰偏盛,化热胶着而成砂、成阻,应以除砂石为其治之首要,然驱动顽渍应先从运脾行气、破气活血、涤痰化浊入手。

▶ **选方:**

择二磨饮子、二陈汤、大黄龙胆汤、血府逐瘀汤、柴胡疏肝散、茵陈蒿汤之方义,加减化裁以治之。

▶ **用药：**

生大黄30g	龙胆草12g	沉香5g	台乌药30g	青皮12g
陈皮12g	蒺藜30g	制半夏12g	焦枳实12g	川楝子10g
赤芍15g	怀牛膝30g	莪术15g	三棱15g	川芎15g
猪苓18g	茵陈30g	姜黄15g	黑丑30g	金钱草30g
车前草30g	白花蛇舌草30g			

上22味,煎3次混合,得750~800ml,分3次早、中、晚各服250ml左右,连服3天。

▶ **疗效观察：**

服药3日,皮肤、巩膜黄染悉减,尿液前两日赤黄,第三日晨起始现淡黄,灼热刺激感趋减,遂效不更方,嘱按原方续进60剂方止。患者情况大好,食寝二便安然。后每年服药1次,每次服60剂至1999年因重度感染辞世,终年61岁。

▶ **疗效分析：**

中医理论认为肝胆管泥沙型结石系中焦肝胆疏泄不利(有先天性肝内胆管畸形者)胆汁积郁日久,结为砂石,阻塞胆管、胆囊,致使胆汁排泄不畅,浸渍脏腑、肌肤、血液,致肌肤黄染,尿液赤黄,重笃者有唾液、泪液皆黄者。治诸黄首当运脾,致气机鼓舞,运化尽职,气血津液得以畅行。肝胆本属疏泄之脏腑,疏泄正常百脉皆安,今因脾运失常,肝之疏泄之能锐减,温热蕴毒郁久,遂成砂石,沉积于肝胆络脉之中,致胆汁阻塞而成黄疸,浸渍皮肤经脉而成。肝胆络脉既阻,治法唯当疏通,故首当行肝胆之气,破肝胆之内结;同时,气行则血行,一身津液营卫方可运转,湿热蕴积方可清,故破气行气之剂不可少,同时活血药可助攻瘀之效,故上方特选用四磨饮破气,柴胡疏肝散疏肝理气,血府逐瘀汤逐瘀散结,茵陈蒿汤等清热解毒,从而抑制砂石再生,使得患者正气渐复,黄疸消退,带病延年。

▶ **诊后漫话：**

不同于成块结石，泥沙型结石呈细小泥沙状，瘀结于胆管，甚至毛细胆管也受侵犯，形成大面积肝脏组织胆汁郁结，反流至血液，形成全身性黄疸并引发胆汁郁结性肝硬化，病史长，后果明显且严重。西医手术治疗，其复发率高甚或无法手术。中医使用清热利湿利胆、行气破结、荡涤之方药，临床效果显著，可免去手术或多次手术之困扰，且对阻止泥沙形成、沉着有较好效果。笔者每遇此类患者，多用上法治疗，均获较为满意效果，于此推荐之。并期望同仁中有进一步探讨研究者，把理论实验研究扩大之、深化之，直至能更精准地剖析其病理机制和方药作用机制。

临床实践证实，这类患者如能每年于冷热交替季节，具体地说是春末夏初、秋末冬初间连服中药煎剂60剂，对治疗预防该病复发、迁延有良好效果。

二十二、急黄(亚急性黄色肝坏死)案

章某,男,49岁

▶ **主诉**:全身黄疸伴高热、神昏三天。曾患甲型黄疸型肝炎,迁延并伴发乙型肝
炎,长期服用中西药物治疗,病情时轻时重,肝功能损害,谷丙转氨酶
持续高标。就诊前日在田间劳动一整日,疲劳过度遂出现恶心、呕吐,
继而出现发热,全身皮肤、巩膜黄染,神志昏糊,四肢时有颤抖。

▶ **诊疗经过**:

　　根据既往甲、乙型肝炎发病、病程和过度劳累情况,诊为慢性乙型肝炎暴
发性发作,即亚急性黄色肝坏死。根据患者黄疸、高热(41℃)、肝衰进行性加
重情况,遂给予氢化可的松、大剂量葡萄糖水和维生素维护肝脏,3天后病情
仍未见明显好转,遂请中医会诊。

▶ **中医辨证论治**:

　　患者皮肤晦暗,目睛深陷,然瞳仁尚清晰有神,语言尚清。舌质暗红,可
见多块紫斑,苔黄糙芒刺,舌下静脉青紫,络脉有充血,口臭明显,脉来滑数洪
大。此疫毒炽盛、灼伤肝胆,迫胆汁外泄,浸渍肌肤血脉致一身尽黄,疫毒袭
脾胃致脾失健运、胃气上逆而生口臭、恶心、呕吐。湿热扰心,致神志时昏、语
言错乱。综上病机属肝胆湿热、疫毒炽盛之候。故决计以大队清热败毒、凉
血活血止血、熄风镇痉之剂急治其标。

▶ **选方**:

　　择犀角地黄汤、龙胆泻肝汤、茵陈蒿汤、五苓散之方义,加减化裁以治之。

▶ **用药**:

水牛角120g	炙鳖甲120g	生大黄120g^(后下)	龙胆草15g	川黄连12g
黄芩15g	葛根30g	茵陈30g	大青叶30g	连翘15g
黑丑30g	猪苓30g	泽泻30g	地龙30g	僵蚕15g
蝉蜕18g	半边莲30g	白花蛇舌草30g	生石膏60g	知母15g

> 栀子 30g　　牡丹皮 18g　　寒水石 18g　　　芦根 60g　　　白茅根 60g
>
> 生甘草 30g

水牛角、炙鳖甲 2 味先煎 2 小时,上 26 味急煎汁 2 次,混合共 1 200ml,分 4 次服下。

▶ **疗效观察:**

患者于 9 月 14 日中午 12 时服药,下午 6 时体温迅速下降至 38.5℃,至 15 日中午 12 时,水样腹泻 6 次,小便量为 4 100ml,色泽深黄。患者神志渐清醒,部分皮下紫斑渐隐。因病情豁然好转,遂嘱继续服药两日。服药第 3 天,即 9 月 17 日,患者体温降至 36.7℃,皮肤、巩膜黄染消退,大小便恢复正常。神志清醒,可进流质、半流质饮食。遂将原方中水牛角、炙鳖甲、生大黄剂量均降至 30g,并改龙胆草 10g、山栀 12g、知母 12g、牡丹皮 15g、生甘草 12g,去黑丑、生石膏、寒水石,加生薏苡仁 30g、山药 30g、白蔻仁 12g、鸡内金 15g、生谷芽 30g、生麦芽 30g。并改服法为每日 1 剂,两煎,如日常服用方法。连服半个月,患者基本康复出院。

▶ **疗效分析:**

中医辨识该症为肝胆湿热炽盛,化毒犯胃攻心,故而出现高热、神志昏糊、一身尽黄,脾胃之气败坏之候。故治则中首先强调清热解毒、退高热、退急黄为首要目的。方中首选生大黄、龙胆草、川黄连、黄芩、大青叶、连翘、栀子、牡丹皮、白花蛇舌草、半边莲清热解毒为先;茵陈、猪苓、泽泻、黑丑、芦根清利肝胆湿热兼泻黄疸;再选水牛角、炙鳖甲、生石膏、知母、寒水石、白茅根急挽竭阴使阴液得以恢复;更择地龙、僵蚕、蝉蜕熄风镇痉清神,葛根解肌,生甘草和营调和诸药,助诸药于清热解毒中退热。及至 9 月 17 日患者体温降至 36.7℃,则于上方中除去大队清热解毒、熄风、镇静之品,改投扶脾益气和胃消导之品,以助正气恢复。此间先使用了重剂攻伐,攻伐中又强调了急救肝肾之阴。使用水牛角、鳖甲等血肉有情之品对危急中防阴阳脱症颇起砥柱之功,也算是笔者一点心得。

▶ **诊后漫话：**

　　急性、亚急性黄色肝坏死，为急凶危症。症情重笃、发展迅猛、死亡率高，为临床疑难症候。中医救治该病。当立足辨证论治原则，临床常以清热解毒、凉血止血、荡涤湿热黄疸着手。动血者，当佐以清热凉血；动风者，当佐以平肝熄风。鼓胀者，当急泻腹水，俟热退、黄退、止血、神清后，方可用清凉益气和胃宁肝之品以调摄。病程中切忌使用温燥、甘热、伤阴之药，以防实实之患。

　　此病亦属肝胆系统疑难疾病，西医救治效果不佳，死亡率极高。笔者曾诊治多例患者，有侥幸生还者数例，均使用以上治疗法则，但毕竟零星病例，尚没有规律性经验可依循，故而应创造条件争取多病例、大样本的规范治疗，以寻求更科学统一的治疗方法，争取使更多患者能转危为安。

　　由于生活日益富裕，贪膏粱厚味且暴饮暴食者日多，特别是乙肝患者酒食无度，通宵达旦劳作或嬉戏，促成此病有发病率上升趋势，故医生在诊治肝病，特别是面对乙肝患者时，当告知患者不要熬夜、过度劳累、饮酒和暴食，以防止并发该症。

二十三、黄疸腹水（丙、丁、戊肝炎对症治疗）案

陈某，男，77岁

▶ **主诉**：治疗中输血感染丙丁戊肝炎，继发肝硬化腹水，腹胀，巩膜轻度黄染，齿龈出血，一次呕血，股内侧紫癜，肝区隐痛，进食少。

▶ **诊疗经过**：

患者因恶心、呕吐，不能进食而住某医院传染科治疗，经进一步检测再次确诊患者为丙丁戊混合感染性慢性肝炎，伴肝硬化，食管–胃底静脉曲张，严重贫血呈恶病质，病情重笃。使用输血、激素、抗感染和给营养乳、维生素等支持，效果不明显，遂转中医治疗。

▶ **中医辨证论治**：

患者面色黧黑，形容消瘦，双目深陷，但双瞳尚具神色，面目黄染，鼻及面颊可见多个蜘蛛痣，胸部也有，四肢内侧见数块紫色瘀斑。脉来濡缓，按之有根，时见结代脉，舌质暗紫，上见数块暗红瘀斑，舌下静脉呈暗红色曲张，舌苔厚浊白腻，中根干黄，舌脉症三者俱显重笃，但颇现生机之象。患者属肝胆湿毒久蕴，邪毒久郁，继而化热，但尚未至化火生风、肝肾阴竭、气血逆乱、肝风内动之势。遂拟使用益气救逆、挽阴凉血、清泄蕴毒、疏肝利胆重剂以治之。

▶ **选方**：

择安宫牛黄丸、大补阴丸、茵陈蒿汤、参苓白术散、柴胡疏肝散之方义，加减化裁以治之。

▶ **用药**：

炙鳖甲30g	酥龟板30g	三七粉3g^(吞服) 西洋参10g		仙鹤草30g
白及片30g	鲜生地15g	蒲黄炒阿胶12g		石斛15g
龙胆草15g	生大黄5g	大黄炭10g	茵陈30g	大青叶30g
玄参30g	僵蚕15g	蝉蜕12g	白花蛇舌草30g	半边莲30g
泽泻18g	佛手15g	醋柴胡15g	王不留行30g	广郁金15g

> 白蔻仁12g　鸡内金15g　玄明粉15g　车前子、车前草*30g
>
> 生谷芽、生麦芽*30g

上29味,炙鳖甲、酥龟板二药先煎1小时,他药后下,共煎2次,混合后取汁800ml备用。服法:每日4次,每次100ml,2天服完。

▶ **疗效观察:**

服上药3天后,患者精气神渐复,恶心呕吐止,可进食半流质饮食,烦满、低热消退,患者自述可自主下床排便或少许活动。遂效不更方,继上药调整剂量,改为西洋参5g,三七粉2g(吞服),龙胆草10g,泽泻15g,车前子、草各18g,王不留行18g,去生大黄、玄明粉,继续服药7剂。煎法从前,每日2次,每次200ml。1剂两天服完。

服药后第16天观察:患者面部黧黑渐退,蜘蛛痣数量减少,两颊暗红退,面部渐显光润,神情肢体渐显活跃,语声也见清晰有力,饮食可进半流质,大小便正常,脉滑小数,按之有力,舌质淡紫,舌上紫斑缩小,苔转薄白腻,已无垢色。舌下静脉仍瘀紫,但秽浊状消失。再于上方去大黄炭、龙胆草、王不留行、蒲黄炒阿胶;加怀山药30g、莲子肉30g、薏苡仁30g;改炙鳖甲12g、酥龟板12g,继续服用30剂,诸症平稳后停药。唯丙丁戊肝抗体检测仍呈阳性。肝功能有所改变,但仍属异常。患者迁延至2011年5月因精神刺激又一次暴发性发作不治亡故,终年81岁。中药保守治疗延长生存期近4年。

▶ **疗效分析:**

首先应当肯定患者病情重笃,但生机尚存。故首先在挽其正气前提下急治其标,方中先用大剂西洋参甘寒益气固气,三七、仙鹤草既可补气固元,又与石斛、蒲黄炒阿胶、鲜生地、玄参、大黄炭、炙鳖甲、酥龟板事救阴固敛、止血之功。在阴阳得固之中,方中又以龙胆草、生大黄、茵陈、玄明粉、大青叶、白花蛇舌草、半边莲以清泻肝胆湿热,再用建泽泻、车前子、车前草、王不留行以通过利小便直泻湿热;并选醋柴胡、郁金、佛手以疏肝解郁,解肝胆郁火;选白蔻仁、鸡内金、生谷芽、生麦芽以扶脾土、固胃气。从而达到正气得巩、邪热迅除、肝胆得以疏泄、脾胃之气得以恢复,使险症得以转复,以挽患者垂危。

▶ **诊后漫话:**

本案患者属顽疾重候,但尚不危急凶险,属西医慢性消耗性疾病范畴,中医辨证属正虚邪恋、邪毒羁留难去,日久肝肾阴耗,郁火妄动,扰乱气血而致诸多症状。当诊为阴黄日久,有化热伤阴动血之迹象,治当以扶正固元、滋养肝肾之阴,佐清热凉血、扶脾和胃以治之。

较上案本法属攻补兼施,疏肝柔肝。其法柔,其药亦缓和许多,体现了同一类疾病,当证型有别时,选方用药也有差别。

当前,多种肝病危害健康,西医诊断较为确切,但治疗手段不尽理想,这为中医药治疗肝病赢得了较为广阔的空间;中医药同仁当视为机遇,多实践、多积累,力争较早摸索出较为成熟的治疗经验,以造福患者。

肾病门

二十四、肾病不孕(肾病综合征、不孕及慢性期妊娠)案

张某,女,27岁

▶ **主诉**:肥胖,尿血,全身水肿。

▶ **诊疗经过**:

患者于7岁时发热后出现脸及下肢水肿,诊断为急性肾炎,尿检:蛋白++++,红细胞++++,白细胞++,肾功能检查正常。经使用青霉素和利尿、止血等药物1个月后而缓解。27岁时,即2002年2月2日上午因水肿,检测:红细胞++++、蛋白尿++++,尿素氮1 400单位、肌酐900单位,诊为慢性肾炎、肾病综合征而收治入院,经长期使用泼尼松等药物,各项指标均得以控制,但患者已呈食欲剧增、满月脸、全身多毛、水肿。泼尼松剂量已多达5mg×4片×4次/日,且不可少许减量,减量则肌酐、尿素氮随即上升,血尿、蛋白尿再现,医嘱继续服用泼尼松,于7月2日转诊中医治疗。

▶ **中医辨证论治**:

患者身形丰满,面庞胖大㿠白,多毛,唇周已生黑色浓密胡须,尿少而赤,声音沙哑,两腿水肿,按之凹陷而不起,形容倦怠乏力。脉来虚浮滑数,舌淡胖满布白腻苔,中根黄厚。判为湿浊久留,化热灼伤络脉而生血尿,脾肾气化不利,水湿浸渍肌肤而现水肿、少尿。邪火蒸腾,胃阴被灼,躁动嘈杂而致食欲大增,又饮食多成饮成痰,致正气不能输达而显倦怠乏力。治当清火除湿、运脾益肾、分清别浊、摄血利尿。

▶ **选方**:

择五苓散、五皮饮、葛根芩连汤、十灰散、六味地黄丸、芦根汤各方之方义,加减化裁以治之。

▶ **用药：**

葛根30g	黄芩15g	川黄连10g	北连翘15g	猪苓30g
建泽泻18g	车前子30g	车前草30g	王不留行15g	僵蚕15g
蝉蜕10g	仙鹤草30g	藕节炭30g	白茅根30g	芦根30g
生地炭30g	大黄炭10g	丹皮炭12g	金银花炭18g	生甘草5g
川断15g	金樱子15g	五味子10g	龙骨15g	

首用7剂，每日1剂，每剂3煎，早、中、晚各服1次，并嘱每周减服泼尼松2片（8mg），逐周递减至不服用。

▶ **疗效观察：**

服药一周后，患者水肿显减，食欲也有所减少，尿常规检测：蛋白尿（+）血尿（-）颗粒管型少许，尿素氮760单位，肌酐400单位。因症状明显缓解，患者全身状况也明显减轻。遂继续服用7月2日方，并继续减服泼尼松。至9月2日复诊时，尿常规、肾功能均转正常，泼尼松开始停用，患者库欣综合征症状也明显减轻。遂续服原方30剂，后停药，且因各项检查正常，患者即暂时停止诊治。

▶ **疗效分析：**

患者属风水证，治疗失当迁延为慢性阴水。阴水久郁化为热毒，浸淫肾脏至血尿、蛋白尿等。水毒郁于肌肤而生水肿，浸渍肾脏而成尿毒（故出现肾功能损害诸症）。上方清热解毒、利尿、固摄止血为旨要，选葛根解肌，黄芩、川黄连、大黄清热解毒；猪苓、建泽泻、车前子、车前草、芦根、王不留行清热利尿；僵蚕、蝉蜕、连翘、金银花炭疏散风热；生地炭、牡丹皮、白茅根清热凉血止血。从而下焦分清别浊功能得以恢复，水肿、血尿得以平复。

患者尚未婚嫁。待2005年结婚之后出现不孕，西医妇产科检查确诊为双侧输卵管闭塞所致。究其原因，为长期使用泼尼松后致使肥胖水肿，腹腔脂肪堆积阻塞所致，遂采取通水疗法半年，仍未能受孕。遂转请中医内科会诊。

2007年7月,患者身体丰肥,胸腹、臀部脂肪堆积,体重达85kg,且面目、下肢虚浮,行动迟缓,脉来沉迟,舌质淡红,苔满布白腻,舌下静脉瘀曲紫暗。证属:气虚血少、气滞痰浊瘀阻、久致脉络瘀阻不通,营卫失和、胞宫失养、气血痰阻之候。遂再立疏肝解郁、行气破瘀、活血通络、荡涤痰浊、和营通窍之法。与西医妇产科合作,即西医继续疏通输卵管,再按上法则服用中药联合治之。

▶ **选方:**

择四磨饮子、柴胡疏肝散、五苓散、血府逐瘀汤、二陈汤、四物汤之方义,加减化裁以治之。

▶ **用药:**

沉香5g	台乌药30g	青皮12g	陈皮12g	蒺藜30g
焦枳实12g	生大黄10g	猪苓30g	泽泻18g	车前子30g
车前草30g	制半夏12g	胆南星10g	水蛭10g	赤芍15g
白芍15g	川芎15g	三七块5g	全当归15g	怀牛膝30g
茵陈30g	川楝子10g	益母草30g	泽兰15g	石菖蒲10g
羌活12g	虎杖30g	玫瑰花15g	制香附15g	

嘱每次月事前7天,配合妇科输卵管通水疗法开始服药,经期继续用药至经净。每月用药15剂左右,如上法共服药4次,于2007年11月顺利受孕。

▶ **疗效分析:**

综上治则,首选四磨饮子加川楝子行气破气,推荡气滞、血瘀、痰阻之候,以达到气行、血亦行,气血行而血痰之瘀方可化解之目的,再选猪苓、泽泻、车前子、车前草、茵陈利水消饮以杜绝生痰之源;且以陈皮、半夏、胆南星以化解有形之痰浊,达瘦身减肥之功效;再以赤芍、白芍、川芎、三七、虎杖、水蛭、泽兰活血破瘀,以解血结;继以怀牛膝、全当归、益母草养血活血安宫;为使肝气条达,窍络通畅,另选玫瑰花、制香附以疏肝理气,石菖蒲、羌活开达窍络以助受孕。

大病、久病之后妊娠,气血阴阳偏颇,气血痰瘀久累,脏腑阴阳失和,经脉营卫欠畅之身,又复怀胎,对气血津液之需求更甚。患者虽血尿、蛋白尿未再发作,但随之而来者为水肿渐起,且日见其重,踝部竟按之陷而不起;血压突升,使用西药效果不佳;唯食纳尚可。脉来滑数如珠,舌红少津,苔干黄,证属气血养胎,肝肾血少,脾运滞缓;水积于下焦而生水肿,肝阳上浮而成昏晕,法当益肝肾、滋脾土以保胎为先,再以淡渗利湿之品轻泻水湿而减水肿,重用柔肝平肝之品以舒缓肝阳,治其标证。

▶ **选方**:

择参苓白术散、六味地黄丸、茯苓皮汤、保胎方(十三太保)、自拟白扁豆汤之方义加减化裁之。

▶ **用药**:

黄芪皮15g	茯苓皮30g	大腹皮12g	桔梗15g	连翘12g
生姜皮15g	稽豆衣30g	蚕豆壳30g	生薏苡仁30g	葛根30g
黄芩15g	仙鹤草30g	炒白芍12g	阿胶12g	天麻12g
泽泻12g	车前草18g	炒川断15g	杜仲12g	菟丝子18g
佛手12g	玫瑰花12g	白蔻仁12g	炒谷芽30g	炒麦芽30g

嘱每日1剂2煎,早、晚各1次。

▶ **疗效观察**:

始服药后无不适征兆,服至3剂患者尿量增加,面目四肢水肿始减,双下肢水肿明显消退,血压:140/90mmHg(原血压190/120mmHg)且胎气安稳,胎动正常,母体无其他不适。为克服持续妊娠引起上述症状反跳,嘱孕妇隔日1剂,服药至临盆方停药。

孕妇顺产8斤重男婴,体貌器官健全,生机勃然。

▶ **疗效分析：**

本例属带病妊娠之个案，因患者思子心切，确有冒险孕育之忧。故权衡利弊，法当兼顾。患者肝阳上亢，但未危及胞宫，在固胎前提下平镇肝阳，应为稳妥。故方选黄芪皮、茯苓皮、生姜皮、稽豆衣、蚕豆壳、生薏苡仁健脾渗湿；大腹皮、生姜皮行水而温养中土，再选泽泻、车前草以利下焦之水，且不伤阴；桔梗宣达上焦以助利水之功；另选葛根、黄芩解肌、清火保胎，炒白芍、阿胶和营养血，炒川断、杜仲、菟丝子滋肝肾、平肝阳、保胎安胎；佛手、玫瑰花疏肝气以防胎气郁滞；白蔻仁、炒谷芽、炒麦芽健脾醒胃；此中独选仙鹤草（又称脱力草），可补气安胎止血，以防孕中不测。如上固疏兼进，故药后母体胎儿两安，及至分娩。

▶ **诊后漫话：**

本病案治疗特色：一为使用中医药辨证论治库欣综合征；二为与妇产科合作治疗输卵管闭栓，使患者成功受孕；三为自患者受孕后即使用中药保胎，治疗高血压血尿、蛋白尿、严重水肿，妊娠十月后，产8斤重男婴，且无生理异常发生。除临床工作难度大外，产一无先天病患之婴儿，也应视为中医治病保胎之特长，予以重视研究，做多案例观察，以总结更成熟的经验。

使用中医疏肝解郁、行气破瘀、活血通络、荡涤痰浊（腹腔、输卵管内过多的脂肪沉积，阻塞输卵管）、和营通窍的方法，作为输卵管通水疗法的后续治疗，有较大的临床意义。因为在中西医结合治疗前，已给患者做过6次通水治疗，近8个月，未能受孕。在配合中药治疗后第2个月，患者即受孕，证实了中药治疗介入的作用。

二十五、肾病(尿毒症)案

刘某,女,29岁

▶ **主诉:**患慢性肾炎10年,反复发作。近期消瘦、少尿、恶心、呕吐,继而神志昏糊。

▶ **诊疗经过:**

患者7岁曾于感冒后全身水肿,少尿,尿常规检测:蛋白+++、红细胞+++、白细胞++、颗粒管型++,肾功能非蛋白氮1 490单位、肌酐1 700单位。诊为肾病综合征、尿毒症并出现精神症状。经补液、点滴氢化可的松、青霉素钾盐、呋塞米等,一天后急性症状缓解,即决定进行血液透析,每周一次,使症情明显缓解,但停止做血透病情即行复返。院方多次出具病危通知。患者家属遂转请中医内科诊治。

▶ **中医辨证论治:**

患者消瘦,形容憔悴,神疲乏力,行动需家人扶持,语声低微,语言神志欠清伴虚烦不宁,时伴呕吐白色黏液,不进饮食。脉来虚弦小数,舌体瘦色暗少津,苔淡黄干裂,舌下静脉细而紫黑,络脉现点点瘀斑。证属津亏液少,血热痰火炽心扰神是为标证;而气血大伤,肝肾虚惫,肾关开合失利而成尿闭是为根本,遂选急治其标,缓图固本之法以治之。

▶ **选方:**

天麻钩藤饮、犀角地黄丸、紫雪丹、五苓散、银翘散之方义,加减化裁以治之。

▶ **用药:**

天麻15g	钩藤30g	葛根30g	黄芩15g	生大黄10g
丹皮炭12g	金银花30g	连翘15g	苦桔梗30g	车前草30g
猪苓18g	泽泻18g	蝉蜕12g	僵蚕15g	芦根30g
白茅根30g	葶苈子30g	王不留行30g	西洋参10g	黄芪皮30g

> 仙鹤草30g　　甘草梢10g　　鲜生地18g　　玄参30g　　姜竹茹30g
>
> 龟板30g^(先煎2小时)

每日1剂3煎,得药液1 000ml,每6小时1次。

▶ 疗效观察:

首剂药后,患者尿量明显增加,自前日饮水1 000ml,尿量400ml,增至饮水2 000ml,尿量1 600ml,尿液由混浊渐转清净;大便日4次,溏薄量多;且神志转清,虚烦减,恶心呕吐消失,已欲进食。效不更方,遂再进原方3剂,服法从前。第5日,病情大减,精气神渐复。日进水量2 400ml左右,尿量1 800ml,大便日2次,尚溏薄。遂于上方中减除生大黄、葶苈子、王不留行、天麻、钩藤、仙鹤草、鲜生地、玄参、龟板,加生赤芍和生白芍各15g、菟丝子30g、川断15g、玉米须30g、怀山药30g、山萸肉12g、怀牛膝18g,继续服15剂,诸病况尽去。尿检:蛋白+、红细胞少许、白细胞少许、颗粒管型消失。功能非蛋白氮700mg,肌酐400单位。病情好转,患者信心倍增,主动要求继续服药。遂拟巩固疗效方:防风12g、防己12g、黄芪皮15g、生薏苡仁30g、山药30g、苦桔梗15g、连翘15g、黄芩15g、蝉蜕10g、僵蚕12g、车前子和车前草各18g、生赤勺和生白芍各12g、西洋参3g、三七3g、川芎12g、菟丝子30g、川断15g、杜仲12g、猪苓18g、泽泻15g、玄参18g。共服60剂。患者自觉良好,生活起居如常,尿常规、肾功能恢复正常而停药。

▶ 疗效分析:

患者久病损及肝肾,致精血亏少,化火生风,灼伤肾脏络脉而致血尿、蛋白尿,损及肾关,开合不利而生尿闭,肝血虚少,化火生风而致血压暴张,横逆脾土而生呕吐、呃逆,肝风侵扰脑窍而致神志昏糊,此重症绝症之候。上方择钩藤、葛根、天麻以治肝风;蝉蜕、僵蚕镇风熄痉,以缓解动风诸症;选生大黄、黄芩、丹皮炭、金银花、连翘急泻三焦之火;白茅根、芦根、玄参、生地、甘草梢、龟板清热凉血解毒、养阴以滋肝肾;用车前草、猪苓、泽泻、王不留行、葶苈子同行浊水,以助津液新生;选桔梗以行提壶揭盖,助上药之功。再选黄芪皮、仙鹤草、西洋参益气生津以扶正气。以使风热解、肾关开、浊气降、气血复,挽病情于危难,使患者得以生存。往后则持补肾填精、固摄肾关、保气血津液以免枉失,日久虚弱病体方得以恢复。

▶ **诊后漫话:**

肾病综合征、尿毒症属重症、危候,出现神志不清、虚烦不安等精神症状,病情危险。中医认为肾精衰惫,胃气将绝,血虚化热生风扰乱心神,实则为肾病尿少,体内代谢产物堆积不去的自身中毒症状,治当增加排尿量,毒随尿液排出而诸症方得以缓解。西医使用血液透析疗效可靠,但每周一至两次,不可间断。本案试图使用中药清热利尿排毒以缓解危候,再行补益肝肾、平肝熄风、清热凉血以图治本,取得较为满意效果。本案只为一次有益之尝试,尚须做长期临床观察。

二十六、劳淋(老年女性慢性肾盂肾炎)案

熊某,女,76岁

▶ **主诉**:急性肾盂肾炎史,迁延不愈二十余年,反复发作,今有尿频急、尿灼热涩痛、淋漓不尽,伴腰痛、少腹拘急。

▶ **诊疗经过**:

因疲劳过度,腰酸,少腹又发酸胀疼痛,小便频急、尿灼热涩痛,量少色黄浊明显,尿常规提示:大量脓球、红细胞、白细胞伴颗粒管型,血常规:淋巴细胞40%、中性粒细胞60%,多次细菌培养提示大肠杆菌感染,使用2种以上抗生素治疗10天,症情未能减轻,双下肢出现明显水肿,遂请中医内科治疗。

▶ **中医辨证论治**:

患者面色㿠白、虚浮,双下肢重度水肿,按之陷而不起;乏力神疲懒言,时而烦躁,食少脘腹胀满,不欲饮食,时有恶心;腰肢酸软,小便频急、赤涩刺痛;少腹拘急,尿时淋漓不尽,少时又欲如厕,伴肛门作坠;患者五心烦热,口渴不欲饮,脉来细滑数,舌质红苔薄黄中根浊腻。舌下静脉暗紫。此正虚邪恋、阴虚火旺、中虚痰浊壅滞,肝郁化火,终至足厥阴肝经被灼,湿热下注膀胱,故病情反复发作。湿入脾经,浸淫肌肤而生下肢水肿。浊气上泛又生中上焦湿浊侵及之症状。综上,治则当于扶正中运脾化湿;淡渗中清热利尿;祛火中疏化肝经之郁火,选用平补平泻策略拟方布药以治之。

▶ **选方**:

择参苓白术散、五苓散、平胃散、四磨饮子、柴胡疏肝散之方义,加减化裁以治之。

▶ **用药**:

西洋参3g	三七块3g	白扁豆30g	怀山药30g	生薏苡仁30g
青皮18g	陈皮10g	川黄连12g	川黄柏12g	连翘15g
生赤芍10g	生白芍10g	金银花15g	猪苓15g	车前草18g

台乌药18g	蒺藜18g	川楝子10g	瞿麦10g	扁蓄10g
川断12g	菟丝子15g	白蔻仁10g	鸡内金12g	生谷芽18g
生麦芽18g	沉香末1g^(分吞)			

上27味,浓煎3次,混合后得800ml药液,分两天、4次服完,每日2次,每服200ml。首方3剂,共服6天,并嘱停服各种抗生素及其他抗感染药物。

▶ **疗效观察:**

服药3天,精气神渐复,尿频急、灼热涩痛和少腹拘急疼痛解除,面及双下肢水肿消退,中焦气通,食欲渐复。尿检见少量白细胞,红细胞偶见,脓球及颗粒管型消失。药效颇著,嘱继服7剂,共服药20天,诸症尽解后停药。

▶ **疗效分析:**

该病如上述病理所论,属正虚邪恋之候,虚在脾肾两脏,湿蕴中下二焦,郁久化热,成湿热下迫膀胱,灼伤足厥阴肝经循前后阴之部位,而发生小便不适症状。又因脾虚、肺卫不固、肾虚体力衰惫,偶遇劳累、外感每多发病。揣其疾属虚实夹杂、湿热留恋、肝络受灼之机制。故选用西洋参、三七、白扁豆、怀山药益气补脾、淡渗利湿,以求分消而不伤正气;再择川黄连、川黄柏、连翘、金银花清中下焦湿热之邪;瞿麦、扁蓄、猪苓、车前草清利下焦之湿热;再用沉香、台乌药、青皮、蒺藜、川楝子疏肝解郁、通达下焦肝络。郁热除而会阴前后之诸症则自解,此为是方独特疗效之一斑,全出自经络学说之理论,确实有独到之处,而今却多被临床医者所忽视。另外,方中川断、菟丝子益肾固元;白蔻仁、鸡内金、生谷芽、生麦芽健脾消食以固后天。此法、此方临床累用累效,故录于上,以资后来有心人揣研。

▶ **诊后漫话:**

西医慢性肾盂肾炎,因疲劳、受凉反复发作,迁延不愈,经久引起肾功能损害等,中医称为"痨淋"。本案属正虚邪恋、阴虚火旺、中虚痰浊壅滞,郁久化火,灼肝经脉并下注膀胱而引起的症候。

该病为急性期患者使用抗菌药物不规范或重复感染而成,属西医难治疾

病。中医治疗主要强调:

一是扶正祛邪的原则,即动员患者自身的抗病能力(称扶正),以驱邪外出,达到治愈患者的目的,临床多用扶脾利湿法。

二是在辨证论治原则指导下,遣方用药。

三是因病位和临床症状与足厥阴肝经循行部位关系密切,呈肝气郁滞的表现,故在治疗用药时强调疏肝理气的方法,临床收效明显。

四是坚持清热利尿、清理下焦湿热的原则。正气虚弱者,可实施扶正祛邪的法则,处方用药。

血证门

二十七、左下肢剧痛(左下肢动脉粥样硬化栓塞)案

佟某,男,87岁

▶ **主诉:**左右下肢作冷、疼痛。近日,左下肢剧痛阵作,肤色紫绀,足趾变黑兼痛剧,局部溃破,流黄色液体。

▶ **诊疗经过:**

患者有高血压、高血脂、冠状动脉粥样硬化病史二十余年。近年出现双下肢水肿明显,做下肢动静脉造影显示:左下肢股动脉硬化病变引起管腔狭窄,阻塞在90%以上。同侧下肢因严重缺血而出现剧烈疼痛,肤色紫暗,皮肤发凉,足背动脉现无脉症(趺阳脉缺失),诊断为左下肢动脉不完全闭塞症,建议立即手术做动脉置换,若延误可能致使截肢。因考虑患者高龄,心功能不全,难以接受手术治疗,遂转中医内科,做保守治疗观察。

▶ **中医辨证论治:**

患者高龄,面色红润,气息均匀,唯左下肢肤色紫暗,肿胀明显,触之灼热,疼痛日渐加剧,其脉如蛇行,弦硬弹指,重按更甚。舌胖大紫暗,苔干薄少津,舌下静脉紫黑怒张如蚯蚓状。一派气虚血瘀、痰血久郁化火灼脉之象。遂择益气养阴、清热行血活瘀止痛。

▶ **选方:**

择四磨饮子、虎杖汤(自拟)、一贯煎、通窍活血汤、羌活胜湿汤、血府逐瘀汤之方义,加减化裁以治之。

▶ **用药:**

沉香5g	台乌药30g	青皮12g	陈皮12g	蒺藜30g

虎杖18g	忍冬藤20g	连翘15g	羌活12g	桂枝12g
葛根30g	怀牛膝30g	川牛膝12g	三七块5g	赤芍12g
白芍12g	川芎12g	全蝎10g	蜈蚣2条	僵蚕12g
地龙18g	水蛭10g	白花蛇舌草30g	制半夏12g	胆南星10g
猪苓18g	泽泻15g	姜黄12g	延胡索15g	川楝子10g
天冬18g	天花粉18g	生蒲黄15g	生大黄5g	

另开：藏红花1.5g(另炖5分钟冲服)。

首方3剂,每日1剂2煎。上、下午空腹服下。

▶ **疗效观察:**

上方使用3剂,3天中疼痛日见其减,肤色渐转淡紫,腿部水肿、麻木均减轻,患者持杖可自主步行数十步。其信心大增,遂效不更方,继续服药4周后,患者下肢行动、皮肤颜色均转正常,水肿消退,疼痛消失,持杖步行如常人。因考虑其病情重笃,病理改变复杂,病史久远,且上方诸药对控制动脉粥样硬化、降低血脂、改善心脑血管功能均有积极意义,遂嘱患者坚持上方继续服药至100剂。此后,患者对症使用降压药、维护心脑功能之西药,未再服用中药。追访至今,患者尚健在。

▶ **疗效分析:**

本着对该证候病理改变的认识,立法选方用药秉承了急用行气破气、行血活瘀、涤痰通络、祛腐生新的旨意,首选沉香、台乌药、青皮、蒺藜、川楝子、藏红花以破气行气、活血通脉;择虎杖、生蒲黄、生大黄以破血祛腐生新;羌活、桂枝、葛根、忍冬藤祛风通络;牛膝、川芎、三七、赤芍、白芍行血活血、和营以滋肝肾;虎杖、大黄、连翘清热凉血活血,还可助其通透络脉之功;更重用蜈蚣、全蝎、地龙、僵蚕以增强通透络脉之功。方中使用制半夏、胆南星、猪苓、泽泻是为直接荡涤血及脉络中之顽痰浊垢。如此则使患者血脉通达,营卫运行流畅,诸重症渐平而可延年益寿耳。

▶ **诊后漫话：**

本案为左下肢、股动脉硬化斑块引发闭锁，管腔狭窄在90%以上，出现下肢肌肉组织缺血引发之症状。经以上中医辨证论治而使症情缓解，直至消失，证实行血活瘀、清热解毒、涤痰透络确具疗效：可扩血管，改善末端循环，抗斑块引发之血管炎症，溶栓和抑制血栓形成；不排除在治疗病变血管的同时，促成周边侧支循环的形成，虽未做病理验证，但症状的明显改变提示了有可能有一枝旁道供血渠道在起作用。联想笔者在治疗心肌梗死患者症状明显缓解案例，也应考虑这一机制建成的可能，具有进一步临床观察、探讨研究之价值。

本案证实藏红花确具强有力的行血活瘀止痛功效，上述心肌梗死案和本案均为在治疗过程中先服药数剂，止痛效果不明显，加用藏红花后，症情霍然缓解，疼痛辄止。只因为藏红花价格昂贵，患者实难承受长期用药之负担，寻求替代药则成当务之急。

二十八、虚损(血小板再生障碍)案一

韦某,女,17岁

▶ **主诉:**因头昏晕厥、皮下紫癜入院检查,诊断为血小板减少症,计数:3 000。

▶ **诊疗经过:**

2005年3月,患者因头昏晕厥往医院抢救,血检发现为重症血小板减低症,血小板计数为1.5万。经对症治疗病情稳定后,转往苏州血液病专科医院诊治,行骨髓穿刺确诊为:血小板减少症。除多次输给血小板外,开始使用大剂量泼尼松治疗,原血小板指数迅速升至10万,遂改为每天使用泼尼松80毫克(16片),每6小时1次(4片),每日4次服用。病情稳定半年左右,血小板又行下降至3万以下。因库欣综合征表现显著,不能再加量使用泼尼松,建议转中医内科治疗。

▶ **中医辨证论治:**

患者面色㿠白,畏寒肢冷,神疲乏力,四肢内侧现多块紫暗瘀斑,有齿龈出血和鼻衄,食纳不香,大便溏薄日数行,时有腹痛,脉来虚数,重按即无,舌淡白多津,苔白腻,舌下静脉紫暗,络脉怒张,瘀点满布,提示气虚不能固摄,气血虚衰,血瘀致六经不畅,肾虚骨弱生血之源受损,精血再生受阻,一派营阴损伤后的气血阴阳、脏腑脉络虚怠之候,法当温养本源,补肾填精、鼓舞肾气以助骨髓之温煦生发,生气血以养脏腑经脉,以求顽疾得以渐复。

▶ **选方:**

择参附汤、补中益气汤、六味地黄汤、四神丸、通窍活血汤、大补阴丸等方义,加减化裁以治之。

▶ **用药:**

红参10g	白干参10g	制附子10g	肉桂10g	桂枝15g
破故纸15g	淫羊藿15g	肉苁蓉15g	鹿角胶12g	巴戟天15g
锁阳15g	菟丝子30g	桑椹30g	阿胶15g	川芎18g

怀牛膝30g	川牛膝18g	赤芍15g	白芍15g	熟地18g
生地15g	仙鹤草30g	炙黄芪18g	怀山药30g	三七块5g
金石斛15g	龟板12g	制首乌30g	川羌活15g	菖蒲15g
玄参30g	炙甘草12g	红枣15枚	炒谷芽30g	炒麦芽30g
白蔻仁12g	鸡内金15g			

上37味药浓煎3次,混合后共取汁1 000毫升,分4次服,每日2次,每次250毫升。

另开:藏红花1.5g(独煎50ml,冲入上药同进,每日煎冲2次)。

麝香0.1g,每日1次,每日首次服药时带下。

▶ **疗效观察:**

上药5剂,服药10天,血小板计数升至3万;服药1个月共15剂后升至5万,2010年3月一次计数达6万。患者出血、紫斑、鼻衄均止,面色渐转红润,精气神色基本恢复至发病前,饮食、睡眠、二便如常人。可承担一般成人的工作,而无疲惫感,遂嘱家长带其坚持服药半年,半年中血小板虽随外感和过度疲劳而有所波动,但未再降至3万以下,生存状况尚平稳。

▶ **疗效分析:**

中医理论:肾主骨,生髓。西医理论:髓是制造各种血细胞的"工厂",因此可谓髓生血。秉承这一理论旨意,本例患者的治疗法则可谓温润同补肾阴阳,即以制附子、肉桂、桂枝、破故纸、淫羊藿、肉苁蓉、鹿角胶、巴戟天、锁阳温冲肾阳之气化功能;以菟丝子、桑椹、阿胶、怀牛膝、熟地、白芍、龟板、制首乌、玄参、生地补肾填精、以滋肾水;用红参、白干参、炙黄芪、怀山药以温运后天之脾,鼓舞气血功能;以炒谷芽、炒麦芽、白蔻仁、鸡内金助水谷精微之消化吸收。方中金石斛以增强气阴双补之功效,以仙鹤草、三七、川芎、川牛膝、赤芍补气固摄、活血止血、消瘀除斑。同时,还重用麝香、川羌活、菖蒲、藏红花为以辛香走窜来鼓动脾肾阳气,在活血中增进骨髓生血功能;使用炙甘草调和营卫,益气补损中又可调和诸药。

▶ 诊后漫话：

　　血液各种主要成分的生成，均与骨髓造血功能相关；中医理论则认为"骨生髓"，两种理论在这里碰撞。笔者认为，可将"骨生髓"论点延伸为"髓生血"的机制，本案例则从治疗学证实，此一联想有一定的实践基础。根据以上论点，使用温肾阳、补肾精、益气健脾、行血活血、祛新生新的方法，促成"血的生成"，提升血小板的功能也囊括其中了，临床证实有效。但现代药理机制尚难阐述明确，故应增加本病的案例观察，从生理、病理、药理研究其有效机制，创新对该病治疗的中西医结合的理论。研究方式是否可效法"行血活瘀"学说的研究方法，尚待学界有志于此项研究的同仁商榷。

二十九、虚损（白细胞减少重症）案二

汤某,女,29岁

▶ **主诉:**因头昏乏力、食欲不振、畏寒肢冷、反复感冒、腹泻而就诊。

▶ **诊疗经过:**

患者因上述症状而就诊,经血常规检测:白细胞计数1 100,遂做骨髓穿刺证实为骨髓白细胞生成系统明显抑制,大量未成熟粒细胞聚集,诊断为白细胞减低症,使用白血生、泼尼松和中成药补血制剂效果不显。入院1个月后,白细胞降至700,遂往苏州血液病专科医院进一步检查,维持原诊断。进行少量多次输入白细胞治疗,3个月后白细胞增至4 400,而停止治疗2个月后,虚弱症状加重,复查白细胞降至900。家属要求,请中医会诊。

▶ **中医辨证论治:**

患者面色㿠白,形容消瘦,神疲乏力,畏寒肢冷,食少,大便溏薄,小便清长,病情日益加重,生活难以自理,唯靠1个月一次输注白细胞维持。诊其脉沉细弱,唇白,舌淡白苔薄白多津,一派脾肾阳虚、血少气亏之象,遂填肾精、温脾阳、养血和营以治之。

▶ **选方:**

择独参汤、十全大补汤、四神丸、桂附八味丸、阿胶鸡子黄汤、炙甘草汤之方义,加减化裁以治之。

▶ **用药:**

方一:

红参10g	白干参10g	西洋参10g	全当归15g	熟地15g
川芎15g	炒白芍15g	制附子12g	肉桂6g	桂枝15g
炙甘草10g	枸杞子15g	破故纸15g	淫羊藿15g	肉苁蓉15g
阿胶12g	龟板胶10g	炙黄芪18g	制黄精18g	红枣10枚
三七块5g	生地15g	玄参18g	南沙参15g	金石斛15g

| 陈皮12g | 制半夏12g | 白蔻仁12g | 生谷芽30g | 鹿角胶10g^(冲服) |

上30味浓煎三次,混合浓缩至800ml备用,每日2次,每服200ml,两天服完。连服15剂,共30天为1个疗程。

方二:

藏红花1.5g,每日煎2次,每次取汁50ml,冲入上药同进,连服30天为1个疗程。

方三:

麝香0.1g,每日1次,每日首次服药时服下。连服30天为1个疗程。

▶ **疗效观察:**

9月19日始服,上药服药期间,患者自觉精神气力好转,食欲增进,四肢渐暖,腹泻未作,1个月中竟未再外感,唯周身作热、口干明显,嘱其多饮水、食梨及哈密瓜之类水果,症情有所缓解,遂嘱继续服用上方30剂。至10月20日检测,不适基本消失。让其停服中药1个月观察疗效的稳定情况。11月21日,再进上方15剂,每日一煎,一剂服用两天,30天后复查WBC仍为4 300,停药。追访3年,WBC均在4 000左右,未再有大幅衰减情况发生,患者自觉良好,而停止追访。

▶ **疗效分析:**

本例患者虽属血细胞系统的白细胞减少症,且白细胞类别又颇复杂,但将该病归属中医辨证论治的证治范畴,仍属于肾虚肾阳衰惫不能主骨生髓,致肾精不能化血,血少营卫虚弱不能卫外而成虚损、虚劳病症。鉴于此,在该病的治疗上,仍应从肝肾入手,使其气血充而可以卫外,气血运行畅旺而虚损得以治,在以上思路指导下,本方首择红参、白干参、西洋参三参同投以补气;炙黄芪、制黄精、红枣、炙甘草助补气之功,且佐益血和卫;全当归、熟地、阿胶、龟板胶、鹿角胶养血益肝以充养脾肾;制附子、肉桂、桂枝直温肾阳,鼓舞肾气以振骨髓生血之功;枸杞子、破故纸、淫羊藿、肉苁蓉乃温肾填精之要药;择生地、玄参、南沙参、金石斛一则滋养肾水,二则以杜绝桂附温补肾火过猛而生损伤阴血之虑；三七、川芎、藏红花、麝香辛香走窜以达于活血中助骨髓振奋，鼓动新血生成；另使用陈皮、制半夏、白蔻仁、生谷芽以助中焦运化，不致壅阻之气生耳，使用生谷芽意在一派温燥药中保护胃阴。

以上药队庞大，虽有用药过多之弊，然面对重症，于患者生死存亡之际，也只得服从治疗目的矣。

▶ **诊后漫话：**

本案的治疗法则、选方、用药，与上面第二十八案类同，辨证论治思路也与其相同。虽属不同疾病，然均使用了填肾精、温脾肾之阳养血和营之法，体现了中医异病同治的治疗法则。

三十、虚损(急性白血病、骨髓移植后排他反应)案三

唐某,男,29岁

▶ **主诉**:因患急性白血病而住院,经同胞姐姐骨髓移植后,粒细胞增生得以控制,但出现不能外出,日晒风吹即唇舌、皮肤顿起荨麻疹,瘙痒伴咳嗽、哮喘,重则并发肺炎。

▶ **诊疗经过**:

患者因患急性白血病而前往医院治疗,并接受了同胞姐姐的骨髓移植,粒细胞增生得以控制,白细胞系统计数、功能得以正常。然3个月后患者突发见风和日光即生口唇舌溃疡、漫肿,周身荨麻疹,咳嗽哮喘,反复发热等症状,经使用泼尼松后,症状得以控制,但无法停用大剂量激素药物(泼尼松日给量达80mg)。如上诉,已治疗半年余,全然不效,遂转中医内科治疗。

▶ **中医辨证论治**:

患者原发疾病属中医虚劳范畴,主证为血虚、阴亏,症见消瘦乏力、四肢软弱、神疲伴长期低热。应属气血大伤、肝肾阴亏、营卫失和、气阴难以恢复之重症。所幸西医完成了骨髓移植,使症情豁然逆转,垂危病情得以缓解。然数月后,新的症情发生,如上述。多方治疗无效,致其足不出户,出门需披盖衣帽、手套等,甚至不能接触外人,否则即感冒、咳喘,皮肤黏膜均严重受累。脉虚大滑数,重按则无,舌质淡白胖嫩,舌下静脉瘀浊中见淡紫色。以上诸候实为气血大伤、肾阳衰惫,肺卫虚而外感频生,袭肺而致喷嚏频作、咳喘,痰涎壅盛,喘息不得卧,病情重笃,袭表而面目肌肤瘙痒、水肿,浊气化火而致口舌溃疡疼痛。故拟扶正疏风、清热凉血、健脾渗湿、固表宁肺以治之。

▶ **选方**:

择玉屏风散、荆防败毒散、参苓白术散、五皮饮、自拟熄风煎、自拟白扁豆汤。

▶ **用药：**

黄芪皮15g	茯苓皮30g	防风12g	生薏苡仁30g	通草12g
鲜芦根30g	蝉蜕10g	僵蚕15g	全蝎10g	地龙15g
蜈蚣2条	苦桔梗15g	连翘15g	生甘草10g	生白芍15g
赤芍15g	牡丹皮12g	黄芩15g	葛根30g	天冬18g
天花粉18g	大青叶18g	杏仁15g	制半夏12g	川贝母12g
橘络12g	麦冬18g	白花蛇舌草30g		

上药28味，1剂3煎，取药液800ml，分4次服，6小时1次，每次服200ml。

▶ **疗效观察：**

患者服药1日，症情骤减，咳喘渐止，痰涎少，喷嚏止，口舌破溃渐敛，疼痛减轻，但外出就医，仍需口罩、衣帽覆盖方可成行，遂于原方加西洋参5g、三七粉2g(吞服)，感冒症状缓解，咳嗽渐轻，痰涎减少，口舌溃疡疼痛减轻，无明显不适和新过敏情况发生。

效不更方，再进6剂。一周后病情大减，唯自汗、盗汗重，动辄汗出如雨，且伴低热。遂于前方去杏仁、赤芍、蜈蚣、全蝎；加山药30g、碧桃干12g、金樱子12g、五味子10g、浮小麦30g、龙骨15g。共进服10剂，诸症尽解。唯体虚动则气促，食可而便时溏薄。改用白扁豆30g、怀山药30g、生薏苡仁30g、橘皮15g、香橼皮15g、合欢皮15g、炒白芍15g、牡丹皮12g、白蔻仁12g、鸡内金15g、生谷芽30g，另加蝉蜕12g、僵蚕15g、全蝎10g、西洋参5g、三七3g，继服30剂，重症悉除，可从事笔耕和料理家务。

▶ **疗效分析：**

该病虽属急性粒细胞增多之症，其势迅疾，病情重笃，患者于垂危中，究其病因仍属人体禀赋不足，肾阴阳俱损，致使肝肾功能失衡，髓之造生白细胞失控，其本源素虚，标在外邪引发，故首要者为固肺卫、祛外邪；同时补益肾之阴阳，以资本源，使其固而有律，使水谷之运化、补血生精之吸纳、生血化精之规范均入常规,故而方选黄芪皮、茯苓皮、防风、生薏苡仁扶脾气以固卫表,抵御外邪;蝉蜕、僵蚕、全蝎、地龙、蜈蚣搜风通络以解外风;苦桔梗、杏仁、制半夏、川贝母、橘络、麦冬、生甘草止咳化痰宁肺;通草、鲜芦根、连翘、白花蛇舌草、大青叶、赤芍、牡丹皮、黄芩清利风湿之邪;生白芍和营,葛根解肌;天冬、天花粉滋肺肾之阴。故而上述溢损得平,肾精得以充摄,营卫运行得常,而使诸疾得以缓解耳。

▶ **诊后漫话:**

本案在中医药辨证治疗体系中为未见过的现代西医疾病,辨病过程西医判断应属精当,治疗方法科学,疗效也十分明显。然临床机体免疫排他反应始终困扰着患者,易派生多种危及患者生存质量和生命的并发症。西医使用自身免疫抑制剂、抗过敏、抗感染和激素治疗,效果仍不理想。本案为笔者尝试治疗这类疾病之一。以中医辨证论治为理论指导,采用扶正疏风、清热凉血、健脾渗湿、固表宁肺的治疗法则组方用药,收到较好的效果。但只是初步尝试,在病因、病理机制、药物作用机制和疗效评价方面,尚有诸多问题等待进一步探讨。

三十一、虚损(再生障碍性贫血)案四

俞某,女,26岁

▶ 主诉:头昏、乏力、食少、心慌、胸闷已1年。

▶ 诊疗经过:

　　患者因重度贫血、闭经半年而就诊。经血常规及骨髓穿刺确诊为再生障碍性贫血。血检红细胞计数150万/立方厘米,白细胞1 900/立方厘米,血小板3万/立方厘米,中性淋巴细胞30%。因病情较重,决定予以小剂量、多次输血治疗,以矫正临床贫血引起之各项症状。1个月后,患者血常规检查接近正常而停止输血。改用泼尼松口服,每日3次,每次10mg,3个月后复查,患者血常规接近正常,但因库欣综合征凸显而要求停药,转请中医治疗。

▶ 中医辨证论治:

　　患者面色萎黄虚浮,嘴唇眦毛浓密,体毛重,神疲乏力,食欲亢奋,二便正常,脉虚大滑数,重按现芤象,舌淡胖多津齿痕深,舌下静脉淡紫、轻瘀。证属脾肾两虚、气血双亏,血无以养脏腑、助气化。一派阴阳两虚、生源匮竭之象,法当温补肾阳、填充肾精、运中焦以益气血治之。

▶ 选方:

　　择金匮肾气丸、十全大补汤、四神丸、五子衍宗丸、大补阴丸、活血逐瘀汤、龟鹿二仙胶之方义,加减化裁以治之。

▶ 用药:

红参10g	西洋参10g	三七块5g	川芎18g	赤芍18g
白芍18g	川牛膝15g	怀牛膝18g	熟地18g	制附子12g
紫油桂10g	桂枝18g	破故纸10g	肉苁蓉12g	淫羊藿10g
菟丝子30g	桑椹30g	制首乌30g	锁阳15g	巴戟天15g
玄参30g	金石斛15g	炙甘草10g	红枣10枚	生山楂30g
鸡内金15g	白蔻仁12g	阿胶12g(另冲服)	鹿角胶12g(另冲服)	

龟板胶 10g^(另冲服)

上 30 味药,每剂 3 煎,共取汁 750～800ml,分 4 次、两天服用,每日上、下午空腹服 1 次,每服约 200ml。

另开:①藏红花 1g,每日煎 2 次,每次取汁 50ml,冲入上药同进。连服 30 天为 1 个疗程。②麝香 0.1g,每日 1 次,每日首次服药时带下。连服 30 天为 1 个疗程。以上药物服用 30 天后检测血常规、骨髓常规。

▶ **疗效观察:**

患者服药 1 个月,面色转红润,精神焕然,精气神均有改善,已重返工作岗位。血检红细胞计数达 390 万/立方厘米,白细胞 5 300/立方厘米,血小板达 11 万/立方厘米。中性淋巴细胞 67%。已基本恢复正常值或接近正常值。遂嘱继续服药 1 个月后,再行复查血常规已全部正常,并在婚后 10 年首次受孕,初孕状况正常。遂嘱停药。后得知其顺产一男孩,重 7 斤 3 两。

▶ **疗效分析:**

如前数例病案所指出的病理要旨为"肾主骨,骨生髓"及笔者延伸的"髓生红细胞"的要义,说明骨髓确实具有造血的功能,现代生物学研究证实了此项功能。故按照中医理论,凡温养肾阳、滋养肾阴、健运脾土或直接益气养血的药物都可通过促收纳、助消化、增吸收的方法达到治疗上病的目的。故是方选红参、西洋参、三七、红枣、金石斛大补元气以增强气之运化功能,从而推动脾胃的消化吸收功能;再择制附子、紫油桂、桂枝、怀牛膝、破故纸、肉苁蓉、淫羊藿、巴戟天、锁阳温肾以鼓舞骨髓生化之功能;再择阿胶、鹿角胶、龟板胶、白芍、熟地、桑椹、菟丝子、制首乌以增生血之源泉;择三七、川芎、赤芍、川牛膝自行瘀活血中助生血之功,去瘀生新之意。因此方药多温、滋、辛香走窜之品,每多助火增燥之副作用,故是方再择玄参、金石斛、炙甘草以滋水降火润燥,予养血中和血,以达利病之功效。

▶ **诊后漫话:**

本案西医诊断为再生障碍性贫血,与虚损一(血小板再生障碍)、虚损二

(白细胞减少重症)、虚损三(急性粒细胞增多性白血病)案例,在其病因、病理机制、临床实验室检查等方面,有着很大的不同。在中医治疗过程中,参考了西医的各项检测内容,但在使用中医治疗过程中则摒弃了病名的桎梏,坚持中医辨证论治的理念、原则,使用对患者精气神、舌脉症的详细观察,以确立上三案均为虚损范畴施行辨证论治的原则,确定虚实性质、病及脏腑、邪正虚实后予以治疗,并取得较为满意的疗效。

这充分体现了使用辨证论治法则治疗疑难病的可行性和异病同治的理论观点,并启示我们,在西医尚难确立病名、病因、病理和治疗手段的疾病多属疑难症候;中医临床则可以按照自己辨证论治的原则,辨别邪之性质、脏腑病位、阴阳盛衰、五行损益,确立疾病的证名、新病、久病、轻病、重病,展开辨证治疗,这种做法既扩大了中医的治疗领域,也为寻求新的治疗目标、方法开创新的局面。如此以往,坚持下去,定会为我们积累更多的治疗经验,创立新的理论观点,为医学事业做出有益的贡献。

三十二、头痛（顽固性血管神经性头痛）案

石某,女,32岁

▶ **主诉:**头痛十余年,遇劳累、天气变化、情绪波动而发作。头痛剧烈时呕吐、项强、昏厥。

▶ **诊疗经过:**

患者17岁开始出现进行性双侧头痛,疼痛向枕部及巅顶部放射。剧痛时恶心、呕吐,甚或昏厥。做头颅血管造影称:大脑左侧中动脉颞动脉先天性畸形。使用扩脑血管药尼莫地平及止痛片,效果不明显,十几年来均只进行对症治疗,迁延至今而转中医诊治。

▶ **中医辨证论治:**

患者头痛、呕吐痰涎,时绵绵而痛,时痛剧而昏厥。其面色黯淡,乏力神疲,呻吟连连,脉来滑数,舌暗红苔浊腻,舌根灰厚腻,舌下静脉瘀曲紫暗,有多处络脉怒张。此络道不畅,血脉难以濡养于脑,久致瘀阻不通而生疼痛。日经月累,伤及脾,脾运受损、痰湿中阻、气机不利,郁久化火生风,终成气结痰阻血瘀风火相扰之症。致痛则呕、吐涎沫。重笃时风火挟瘀血痰浊扰窍,而致昏厥发生,酿成重候。顾及病因,治法当理气活血、清热涤痰熄风、透脉络止痛。

▶ **选方:**

大黄龙胆汤、通窍活血汤、礞石滚痰丸、半夏细辛汤、五虎追风散、柴胡疏肝散之方义,加减化裁以治之。

▶ **用药:**

生大黄10g	龙胆草10g	钩藤30g	葛根30g	香白芷12g
藁本12g	蔓荆子30g	三七块3g	川芎15g	赤芍15g
白芍15g	怀牛膝30g	川牛膝18g	地龙30g	全蝎10g
蜈蚣2条	僵蚕15g	姜黄15g	延胡索18g	制半夏12g

| 胆南星10g | 竹沥30g | 天竺黄12g | 鳖甲12g | 蒺藜30g |
| 炮甲12g | 丹参30g | | | |

首服4剂。

煎服方法：上药27味，浓煎3次，取汁750ml，每日服2次，每次服250ml。4剂共服6天。

▶ **疗效观察**：

首剂服毕，患者即称头痛顿除，情绪轻松，多日痛楚疲惫感骤去，治疗信心增强。4剂服毕，6天头痛未发作。为巩固疗效，嘱上药再进6剂。共服药10剂，15天，因患者已若常人，遂返杭州上班。

半年后患者又往合肥，称因天气骤变，加之工作劳累、熬夜数天，于11月6日头痛又作。因考虑大脑中动脉狭窄病变属器质性病理改变，气候变化、精神情绪波动和劳累均可诱发，反复发作且随年龄增大而更甚。

再诊患者，脉滑数中带紧象，测血压为180/110mmHg，肝旺之象凸显，察舌仍质红、苔中根浊腻，舌下静脉瘀紫明显。遂于上方基础上加藏红花1.5g，日煎2次，另冲服；再加麝香0.1g，每日1次，每日首次服药时分吞。

上药服完4日后，头痛明显缓解，嘱停服藏红花、麝香，继服上药10剂以巩固疗效，并随访至2011年9月1日，健康状况良好，起居如常人，未见头痛再行发作。

▶ **疗效分析**：

患者虽病属先天，发病也多为气滞血瘀，依据不通则痛的机制，行气活血即可止痛。方中首选生大黄、龙胆草、钩藤、葛根泻火以解肌平肝，舒缓血脉之紧张状况；选用香白芷、藁本、蔓荆子为太阳经疏散祛风之止痛之品；再选用多味、大剂量行血破瘀止痛之品，如三七、川芎、赤芍、白芍、怀牛膝、川牛膝以解决不通则痛之弊；另选地龙、全蝎、蜈蚣、僵蚕、蒺藜、炮甲以透通经络，气血得以畅行络脉，其痛亦大减；另方中又用制半夏、胆南星、竹沥、天竺黄以涤痰而促络脉通畅，助活血通络之品充分发挥功效；再选用丹参、姜黄、延胡索于活血中直接止痛。

▶ **诊后漫话：**

　　本案实为大脑左侧中动脉及颞动脉先天畸形，致供血障碍而生头痛。西医认为脑血管先天狭窄，治法每多采用扩张脑血管制剂。使用中药治疗后，症状霍然减轻属客观事实，说明中医理气活血、清热涤痰、熄风透络止痛药物确具扩张狭窄血管、改变脑部供血或直接止痛效果，且功效优于西药扩张血管作用。

　　从中医治疗冠状动脉粥样硬化性心脏病的实践体会中提及中医行血活瘀疗法有扩张冠脉、去除硬化斑块、重建或新建侧枝中小血管供血渠道的经验看，此类方药同样可在脑血管狭窄的治疗中发挥上述作用，改善脑血管供血状况，重建新的供血渠道，从而能较有效地克服顽固头痛。此只为笔者的推理性见解，证实该假设尚待大量的基础理论研究和临床观察，尚望学界予以关注。

三十三、失寐(重度失眠)案

段某,女,64岁

▶ **主诉:** 素有失眠,近月余几近彻夜不眠,头痛眩晕,精神恍惚,不欲饮食。

▶ **诊疗经过:**

　　患者因反复发作性失眠症,于所在地医院用地西泮镇静数年,近年病情加重致彻夜难寐之状况,遂转往北京多家医院诊疗,使用镇静及抗抑郁、抗焦虑药物,致患者终日昏昏然,生活无法自理而转请中医治疗,经使用健脾、养血、宁心、安神诸方收效甚微,遂转合肥就诊。

▶ **中医辨证论治:**

　　患者因失眠焦躁不安,形容消瘦,面色憔悴,心悸,乏力神疲,称近日彻夜不眠,神情恍惚,脉来虚数,重按无力,舌体瘦质红少苔,舌下静脉瘦细,充盈欠佳。患者中年劳顿,生育11个子女耗伤气血;年老气血渐衰,肝血少而肝魂不稳,心血少无以充养心脉,心神不宁而失寐,又体衰肾气不充,虚火妄动,致心阳浮越,又为一致失寐之机制,故当填补肾精,精髓充实而阴稳,阴阳交泰而眠安。更因气血虚少,肾精匮乏而致营卫不和,阴阳难以相守而生失寐及诸烦懑、动辄汗出、心悸不宁等症状。故当平抑心火、肝阳,滋阴填精以调和营卫,滋养肝肾,佐镇静安神之品以治之。

▶ **选方:**

　　择朱涛如老先生自拟新制龙牡汤、六味地黄丸、天王补心丹、磁朱丸、甘麦大枣汤之方义,加减化裁以治之。

▶ **用药:**

牡蛎30g	龙骨18g	酥龟板12g	东阿胶12g	杭白芍15g
生地15g	熟地15g	炙远志12g	炒枣仁18g	灵磁石30g
朱茯神30g	地龙18g	合欢花15g	苦参30g	丹参30g
徐长卿15g	五味子10g	珍珠母30g	琥珀末2g^(分吞)	

上药2煎,混合取汁500ml,每晚入睡前1小时服第1次,次日上午10时服第2次。连服1周。

▶ **疗效观察:**

患者当晚服药后便酣然而睡,至第2日清晨8时方醒,并称通体舒适轻松。遂嘱继续服药7天而停药。为巩固疗效,遂更用天王补心丹,每日2次,每服10克,共服1月余,随访未再发作。

▶ **疗效分析:**

如辨证论治所述,本方首用牡蛎、龙骨、珍珠母平镇躁动之虚阳,再择酥龟板、东阿胶、杭白芍、生地、熟地重剂养阴血滋肝肾,以滋阴敛阳,安定心神;又选炙远志、炒枣仁、五味子、合欢花起收敛神魂之效;另用灵磁石、朱茯神、琥珀末以达重镇安神之功效。该方集诸医家经验和现代植物药药理,在辨证论治基础上选用具安眠作用的中草药苦参、丹参、徐长卿以增强药效,达到了较为满意的效果。

▶ **诊后漫话:**

本案治则重在心肝,强调清心肝虚火,滋肝肾之阴,和营卫宁心神,并佐镇静安神之重剂,收到较好效果。说明治心脾之法外,治疗失眠顽症当多考虑对肝肾、心肾、营卫的调治。

本案宗泾川朱涛如老先生新制龙牡方加减化裁而收效。此方除治失寐外,对治疗阴虚火旺之心悸、怔忡、眩晕、中风偏废等病症效果亦较好,于此推荐之。

本案方药中使用丹参、苦参、徐长卿,为笔者参考上三药现代药理作用,俱不违中医辨证论治法则的前提下遣用。长期临床实践,证明效果殊佳,此处推荐,供同道再实践并深化研究之。

下卷

....

妇女门

....

三十四、脏躁(更年期综合征)案一

魏某,女,53岁

▶ 主诉:昏眩,多汗,肢体麻颤,胸闷,心悸,气短时欲脱。

▶ 诊疗经过:

　　患者53岁月经方绝,继而发现血压升高为BP150/95 mmHg,波动明显,使用北京0号降压药,每次1片,每日2次。即发生血压骤降至BP 90/55 mmHg,头昏目眩,几度发生晕厥,伴四肢麻木颤动,颜面口唇麻木感。同时一日反复发作性身面烘热自汗,盗汗。并伴有精神恍惚已一年余。经内科、妇产科会诊,诊为更年期综合征,血压波动,时高时低,对降压药物敏感。心电图提示T波改变,心律不齐,频发房室早搏。右侧卵巢萎缩,雌雄性激素分泌低下。脑电图正常,自主神经功能紊乱,遂在使用激素替代疗法,给服雌二醇、小剂量丙酸睾酮类药物外,对心脑血管症状进行对症治疗。使用多种调整心律、扩张冠状动脉药物,疗效甚微。遂转中医内科治疗。

▶ 中医辨证论治:

　　患者过"七七天癸绝"4年,一身之气渐衰、肝肾渐亏、营卫失和,此时中年行将结束,人将进入衰老,为实现这一转化过程,女性气血阴阳正进行新的运行调整、补充,故而此期间定会出现阴虚阳亢,阴守失密,气血逆乱,心神摇曳,心情不稳。气血津液虚少,不能滋冲任,养脉络,故派生出一派阴虚火旺,阳越阴泄,气阴两虚,阴阳不能互扶的复杂症状来。虚阳亢奋故烦躁易怒,汗出;盗汗为阴守不密而致;血不足,心失所养故心悸、失寐、恍惚时现,血少、肾精不足故乏力、气短诸症发生,营卫失和,津液气血逆乱,神魂不能相守而致脏躁发生。综上所述,法当养气血、补阴阳、滋肝肾、和营卫;佐疏肝解郁、安

神定志以治之。

▶ 选方：

择炙甘草汤、甘麦大枣汤、六味地黄丸、天王补心丹、磁朱丸、四磨饮子、瓜蒌薤白白丸汤、天麻钩藤饮之方义，加减化裁以治之。

▶ 用药：

西洋参5g	三七块3g	瓜蒌皮15g	薤白12g	钩藤18g
葛根30g	山栀10g	台乌药18g	蒺藜18g	青皮10g
陈皮12g	玫瑰花12g	绿萼梅12g	合欢皮15g	生赤芍12g
生白芍15g	炙甘草10g	麦冬30g	红枣7枚	淮小麦30g
浮小麦30g	炙远志12g	炒枣仁15g	磁石30g	茯神30g
阿胶12g	生龙骨15g	牡蛎15g	龟板12g	生地15g
熟地15g	牡丹皮12g	醋炒柴胡15g	广郁金15g	
沉香末2g(分吞)	琥珀末2g(分吞)			

首服3剂。上36味，每剂3煎，混合取汁750ml，分3次服下；每日上、下午各服1次，每次250ml，1日半服完。3剂4天半服毕。

▶ 疗效观察：

3剂服毕，患者自觉头昏晕眩，心胸憋闷，心悸，焦虑趋减，血压稳定在BP 110/75 mmHg，房室早搏减至3～5次/分，自汗、盗汗减少，精神情绪渐趋稳定，四肢唇舌麻木感消失。脉来小弦，结代脉偶见，舌质淡红，津液渐复。效不更方，嘱再服7剂。半个月后患者诸症悉平，生活起居正常。为巩固疗效，防范病情再燃，嘱连服60天后停药。继随访半年无恙。

▶ 疗效分析：

综辨证论治方略，执补气益血、滋补肝肾、调和营卫、安神定志、疏肝解郁为宗旨立方用药。首用西洋参、三七以补气；熟地、生地、阿胶、生白芍以益血养阴，以醋炒柴胡、广郁金、玫瑰花、绿萼梅疏肝理气，并择炙甘草、麦冬、淮小麦等以益气和营,平抑脏躁;并择瓜蒌皮、薤白、沉香、台乌药、青皮、陈皮、蒺藜以宽胸阳,破胸中气结;钩藤、葛根、牡蛎、生龙骨平镇虚阳上泛;牡丹皮、山栀可泄心肝虚火,且助解郁之功,更以牡蛎、龙骨、龟板、生地以资元阴,固人之本源。再择磁石、茯神、炙远志、炒枣仁重镇安神,涤痰定志之品助心神安泰,诸药相互维系,气血得以恢复、肝肾得以充实、心神得以宁静、虚妄躁动得归平复,故效如桴鼓耳。

▶ **诊后漫话:**

脏躁多发于女性围绝经期,属机体进入老年期过渡性机体功能性紊乱,其物质基础为内分泌功能改变,属中医营卫失和范畴;营阴亏虚、虚火旺动、心身肝魂不稳、脾虚血少为其主要病机。临床症状呈多样性,甚或出现怪异症情。西医妇科多进行激素替代和对症治疗。中医辨证论治疗效显著,笔者多以甘麦大枣汤和炙甘草汤治疗此类患者,效果显著稳定,病情反复少。此法可谓中医方药替代西医妇科"激素替代"疗法,且无副作用,临床应推广,且应做更深入的药理机制研究,以确立新疗法、新方药。

更年期综合征临床表现中,常见有自主神经功能紊乱、神经精神改变(如癔症性发作)、心血管功能改变,甚或会出现血压波动、心电图提示心律不齐、频发房室性早搏、心脏缺血样改变;但很少见有器质型改变情况,更年期逐渐结束后,各项功能及血压和心电检查也归于正常。病例中偶有伴发精神分裂症状的患者,应从实际出发,转请精神科诊断治疗,以免因误诊、误治而发生不测。

三十五、脏躁(更年期神经功能性紊乱)案二

许某,女,58岁

▶ 主诉:心慌、气短、胸闷、喜太息;神志恍惚欲悲哭,终日不得安宁。入夜多
梦魇。

▶ 诊疗经过:

患者因心慌、气短、胸闷、喜太息,时有精神恍惚、烦躁易怒欲悲哭症状已
一年整。曾使用抗抑郁、安定镇静药物,未能控制症状或久睡沉昏不醒,或呈
呆滞木讷状况。终因患者拒服以上药物而在未完成治疗周期情况下停药。
遂转中医内科诊治。

▶ 中医辨证论治:

患者面色萎黄,时作烘热,潮红汗出,心神不宁,语无伦次;时觉胸中烦潲
憋闷作痛、喜太息;惶惶不可终日,有被人加害之幻觉,不愿单独入眠,眠也多
梦易醒。饮食趋减,大便干结,三五日一行,小便频急,入夜更甚,自觉溲热。
舌干红瘦削少苔,舌下静脉瘀紫,络脉怒张。为一派阴虚血少、营卫失和、血
不养心、肝失濡养,神魂不能内守之象。拟当滋养阴血、调和营卫、安神定志、
清肝解郁治之。

▶ 选方:

择四磨饮子、柴胡疏肝散、炙甘草汤、甘麦大枣汤、酸枣仁汤、天王补心
丹、磁珠丸之方义,加减化裁以治之。

▶ 用药:

西洋参5g	当归12g	川芎12g	生赤芍12g	生白芍12g
生地18g	熟地18g	醋炒柴胡15g	广郁金15g	瓜蒌皮15g
薤白12g	沉香3g	台乌药8g	蒺藜18g	青皮12g
牡丹皮12g	山栀10g	炙甘草10g	麦冬30g	浮小麦30g
淮小麦30g	红枣7枚	龙骨15g	生牡蛎15g	酥龟板15g

东阿胶12g	炙远志12g	炒枣仁15g	磁石30g	朱茯神30g
佛手12g	玫瑰花12g	绿萼梅12g	川楝子10g	五味子10g
枸杞子12g				

上36味,共2煎,混合取汁600ml,每日3次,每次服200ml。

▶ **疗效观察:**

首剂服毕,患者入晚,神情自安,胸闷、心悸、潮热、自汗显减,当夜睡眠安稳,共睡眠8小时,几无盗汗梦扰,次日晨起称,数载未有之安睡,故而患者神气、面色均见好转。效不更方,嘱继服上药7剂,患者诸症状大好,唯时有轻微躁动不安,偶有轻度潮热、面红、微汗;因患者正值更年期,气血营卫津液紊乱已久,故仍持上方继服至60剂。至2个月后,患者病体终究复原,气血精神渐振,寝食生活渐如常人,而停药。

▶ **疗效分析:**

如上述病因病机分析,所选诸方和所用诸药均以益气血、和营卫、疏肝气、养心神、稳肝魂、定神志。其中择西洋参、三七益气;当归、生白芍、生地、熟地、东阿胶养血;沉香、台乌药、蒺藜、青皮、佛手、玫瑰花、绿萼梅、川楝子理气疏肝解郁;并以牡丹皮、山栀清解虚火;龙骨、生牡蛎、酥龟板敛阴以平镇肝阳;炙远志、炒枣仁、磁石、朱茯神以重镇安神宁心;择炙甘草、麦冬、淮小麦、红枣、枸杞子和营除躁烦;五味子、浮小麦宁心敛汗;瓜蒌皮、薤白宽胸理气通达胸阳。故药到病减,久服而诸症渐除。

▶ **诊后漫话:**

更年期妇女更年期症状繁多,甚或涉及心脑血管或自主神经系统功能性改变明显;有些患者甚至出现脑电图、心电图、血压等病理性症状,极易误诊、漏诊,而致治疗效果不好,临床医生应警惕。如第三十四(脏躁)案即以心脑血管症状突出,使用西药对症治疗效果不好。本案即以神经精神症状为主,使用抗焦虑、抗抑郁、控制精神症状的西药疗效不好,甚至出现精神过度抑制或患者无法耐受而拒绝服药的情况。为此,探索更年期妇女的多重临床症状的中医治疗,则成了中医药临床的重要任务之一。临床实践证实,坚持辨证论治原则,把握调和营卫、疏肝解郁法则,注意临床症状与脏腑阴阳的关联,综合考虑辨证选方用药,为其重要环节。多年临床实践告诉笔者,大凡更年期妇女的临床病症,虽然种类繁杂,但机制不外乎阴血亏少、肝肾阴亏、心血不足、肝郁气滞、营卫失和诸类。

临证择方用药,务必视野要广阔,思路要清晰,用药要精准;过温补、过寒凉、过燥烈、过收涩之品要慎用。笔者体会:和营有两个要方,即甘麦大枣汤、炙甘草汤。临证莫因其方药简约而忽视,组方配伍得当,常获桴鼓之效也。此间,真正体现了经方的要旨和效能。当然,于临床中尚须把握综合考虑、加减化裁之要领。以上为笔者些许体验,供同仁参考。

三十六、痛经(青春期月经不调)案

何某,女,16岁

▶ **主诉**:经前1周乳房胀痛,少腹坠痛,月经首日少腹拘急,疼痛剧烈,伴呕吐、大汗,面苍白而晕厥,已历数月。

▶ **诊疗经过**:

　　妇产科诊断为青春期月经不调、痛经症,使用雌激素、镇静剂和止痛药物均未见效,每次剧痛晕厥而往医院急诊,如此达半年之久,遂转中医妇科诊治。曾使用过四物汤、桃红四物汤、柴胡疏肝散、丹栀逍遥散之类方药,症状有所缓解,但月经首日剧痛仍未解除。

▶ **中医辨证论治**:

　　患者经期前即生乳房、乳头、胸胁、少腹胀痛,不可触;烦懑易怒、口干苦,经至则少腹拘急,痉挛疼痛不可忍,伴恶心呕吐不能进食,痛剧则虚脱、大汗,面苍白,晕厥而不知人事。舌暗红,苔薄白,舌下静脉青紫。以上诸症提示患者情怀不畅,痛胀诸症自胸乳、胁肋至少腹均沿足厥阴肝经循行路线,证明病在肝经,肝气、肝络、肝血不畅;又因肝木侮土之由,故而脾土被侮,胃气逆而生呕吐,脾土虚中气弱,侮甚而脾气虚陷而晕厥、大汗生。故而治法首应疏肝解郁,破肝经气血之结滞,再佐养血益气之品以濡养胞宫,并助和营止痛以治之。

▶ **选方**:

　　择四磨饮子、四物汤、柴胡疏肝散、金铃子散、一贯煎、少腹逐瘀汤、自拟定痛汤之方义,加减化裁以治之。

▶ **用药**:

沉香3g^(后下)	台乌药30g	蒺藜30g	青皮15g	川芎15g
醋炒柴胡15g	生赤芍15g	杭白芍15	三七块3g	炒川楝子10g
玫瑰花15g	绿萼梅12g	制香附15g	延胡索15g	佛手15g

姜黄15g	怀牛膝30g	川牛膝15g	益母草30g	泽兰叶15g
紫丹参30g	红花15g	桃仁15g	牡丹皮12g	山栀12g

上25味药,取7剂,每剂浓煎2次,混合取汁600ml,1日2次,上、下午各服300ml;于经前5日进服,若月经来潮则继续服用完毕,不须停药。

▶ **疗效观察:**

患者于月经来潮前5日开始进服上药,药后胸胁、乳房、乳头、少腹胀痛明显减轻,只觉乳房、少腹微胀,月经于服药后第3日来潮,当日已无少腹疼痛,经量偏多,唯有紫色瘀块流出,余无恙。效不更方,后3个月,每月如上法进服中药,共服药4次。诸症尽除,月事俱转正常。

▶ **疗效分析:**

综合病因、病机分析,结合初潮少女的行经特点,是方首选梳理肝经之品:沉香、台乌药、青皮、蒺藜,破气散结;择醋柴胡、佛手片、绿萼梅、玫瑰花、制香附、川楝子、生白芍疏肝解郁以止痛;择生赤芍、川芎、三七、怀牛膝、川牛膝、丹参、桃仁、红花以行瘀、活血、破结,以达通则不痛之目的;择牡丹皮、山栀清气滞血瘀久郁之火;择益母草、泽兰叶以和营,调理任带之脉以安宫。

▶ **诊后漫话:**

青春期少女任督冲带诸经脉尚未成熟稳定,月经提前、延后,经量或多或少,行经首日偶有乳房、少腹轻度不适,均无大碍。若如本案例状,则属不同寻常,故应治之。临床仍应遵循中医辨证论治原则,关注女性经带胎产的生理特征,根据病因病机立法处方用药。笔者体会少女痛经瘀滞为多,若出现瘀结不通,则症情就会很重,故疏肝解郁当为主法,破气血结滞当用重剂,再根据气血状况予以补养。

四物汤为妇产科领域首方,笔者诊治经带胎产几乎不离此方。理由为四物汤设方精准,紧扣女性生理特点,环顾病机各方面,可达补柔疏活之效。许多妇产科疾病,均可在此方基础上增减化裁以应需要,当为诊治妇科疾病者所掌握。

三十七、白浊(生殖道、盆腔重度感染)案

黄某,女,33岁

▶ **主诉:**少腹疼痛、作坠,白带黄浊夹血性物流出,外阴出豆腐渣样分泌物,瘙痒难忍。

▶ **诊疗经过:**

经妇科诊断,患者有生殖道细菌、霉菌感染性阴道炎,宫颈炎伴肥大囊性物增生,慢性盆腔炎伴中等量积液,经反复使用抗生素如红霉素、罗红霉素、多西环素、阿奇霉素等后出现耐药性,症状未得以控制,迁延日久,遂转中医治疗。

▶ **中医辨证论治:**

患者形容憔悴,少腹坠胀,疼痛绵绵,带下黄白兼夹血丝,尿道烧灼样疼痛,小便频急,尿时痛剧,外阴出豆腐渣样分泌物。脉来滑数,舌质红,干黄厚腻苔。此属湿热下注,浸淫下焦变生浊滞,灼伤络脉,湿邪积溢盆腔,证属正虚邪盛,法当清利湿热、解毒逐下焦湿浊,兼疏肝、扶脾、利湿以治之。

▶ **选方:**

择龙胆泻肝汤、二妙散、少腹逐瘀汤、金铃子散、四磨饮子、自拟定痛汤之方义,加减化裁以治之。

▶ **用药:**

生大黄10g	川黄连10g	川黄柏15g	连翘15g	白花蛇舌草30g
半边莲30g	龙胆草12g	大青叶30g	青黛5g(包煎)	猪苓30g
土茯苓30g	赤茯苓30g	赤芍15g	白芍15g	牡丹皮12g
三七块3g	川芎15g	生薏苡仁30g	蒲公英30g	地丁5g
沉香3g	台乌药30g	蕤蘼30g	青皮12g	制香附15g
延胡索15g	姜黄15g	川楝子10g	蛇床子12g	白鲜皮12g
苍术12g	蜈蚣2条	全蝎10g	车前草30g	重楼18g

上药共36味,连煎3次,混合取汁750ml,每日服3次,每服250ml,连服7天。

▶ **疗效观察:**

患者于服药7剂后,少腹坠胀、疼痛减轻,白带量减、色淡,已无血性物,小便转清,便时灼热、疼痛消失,阴道豆腐渣样白色分泌物减少,脉濡滑,干黄腻苔渐退。腹部B超提示:盆腔积液少量。效不更方,嘱再进10剂后,舌脉症均转正常,遂嘱原方去生大黄、青黛、龙胆草;猪苓、土茯苓、赤茯苓减少为15g,加淮山药30g、苍术12g,再进10剂以巩固。随访至2011年8月未见复发。

▶ **疗效分析:**

本病属中医妇科白浊带下,早期患者正气盛邪气实,症状又多湿热下注、热毒炽盛,故采用大剂量清热解毒药,如生大黄、川黄连、川黄柏、连翘、白花蛇舌草、半边莲、龙胆草、大青叶、青黛、猪苓、土茯苓、赤茯苓、牡丹皮、蒲公英、地丁之类清热利湿、燥湿,清除湿热毒邪;再择沉香、台乌药、蒺藜、青皮、制香附、川楝子、白芍疏肝理气,疏透肝络,循行肝经之品,一为解肝经拘急引起之诸痛,二可引清热解毒药入肝经以增药效;方中三七、川芎、赤芍行瘀、活血、止痛;蛇床子、白鲜皮、川楝子、重楼有燥湿杀虫之效;苍术、生薏苡仁配川黄柏、川黄连为燥湿清热之良药;方中用车前草,配猪苓等以清热利尿,姜黄、延胡索以舒肝止痛,蜈蚣、全蝎从透络中增强诸药之药效耳。

▶ **诊后漫话:**

女性生殖道及盆腔为人体隐蔽、深邃部位,为气血运行迟缓(血液循环缓慢)、卫外之气薄弱、易生滞塞瘀阻之处,女性每多于此处染病,内伤、外感均多,应予密切关注。

白浊为外邪感染案例,治则亦遵循了以上清热解毒法则,用药有两个特点:一是使用四磨饮子等诸药以解除足厥阴肝经所循行之会阴周围症状(经络辨证);二是使用了有小毒的清热、解毒、燥湿、杀虫的药物蛇床子、白鲜皮、蚤休、土茯苓、赤茯苓急着治标,临床收效显著。笔者以往在治疗此类病症时,因其有小毒而畏惧使用上药,结果未能控制以上症状。后尝试使用上药,明显见效,且未有毒副反应出现。此亦为笔者的一点体会。

因其有上述血液循环缓慢的特点,治疗与本案同类疾病和其他症候,均应强调行气活血、行血活瘀的方法,并且使用行血活瘀的药物,应属必需。

三十八、保胎(妊娠早期阴道流血腹痛)案一

张某,女,34岁

▶ 主诉:妊娠40余天,近因劳累腰酸、少腹疼痛、阴道少量出血和白带粉红色已
　　3天。

▶ 诊疗经过:

　　经检查确诊早期妊娠,胎芽已见心跳搏动,阴道少量出血,诊断为先兆流
产,使用黄体酮等保胎药物,出血未止,且腰酸,少腹痛,遂转中医诊治。

▶ 中医辨证论治:

　　孕妇身形羸弱,呕恶吐清涎,面色黄,乏力神疲,腰酸,少腹隐痛绵绵,阴
道少量出血已近7日。脉浮滑,取重无力,舌淡红,苔薄水白腻,舌下静脉淡
紫,络脉不显,无瘀象,当为气虚血少,肾气不足,脾胃失养,冲任不固,致胞宫
失养而损胎气。治当充养气血、调补肝肾、固守冲任、止血安胎。

▶ 选方:

　　择自拟白扁豆汤、参苓白术散、紫苏饮、民间保胎方十三太保、固肾丸之
方义,加减化裁以治之。

▶ 用药:

太子参12g	苦桔梗12g	紫苏梗12g	姜竹茹18g	淡黄芩12g
淮山药30g	莲子肉30g	陈皮12g	姜半夏10g	仙鹤草30g
阿胶珠12g	藕节炭30g	地榆炭15g	炒川断15g	菟丝子30g
白蔻仁12g	焦谷芽18g	焦麦芽18g	炙甘草10g	炒白芍12g
枸杞子12g				

　　上21味,浓煎2次,混合取汁500ml,一日内分2次服,每次服250ml。

▶ 疗效观察:

　　首剂服下后,孕妇即觉气力渐增,呕吐恶心止,少腹隐痛减;遂嘱继服3

剂后,面色显见红润,阴道血性分泌消失,痛止,饮食大增,脉来冲和孕象显,遂上方去藕节炭、地榆炭、制半夏,再服10剂后诸安而停药。

▶ **疗效分析:**

患者流产先兆起于素体羸弱,气血亏损,冲任不固,肝血不能充养,肾气固摄力弱,故出现上症。该方首选太子参、仙鹤草补气稳胎;仙鹤草合阿胶补血止血;藕节炭、地榆炭以增强上二药止血功效;苦桔梗开达肺气;紫苏梗理气安胎;陈皮、姜竹茹、姜半夏止呕和中;淮山药、莲子肉合白蔻仁、焦谷芽、焦麦芽扶脾、健胃、消食以增气血之源;枸杞子、炒川断、菟丝子固冲任以安胎;炒白芍、炙甘草和营以达到肾固、健脾和胃、冲任固、安胎之目的。

▶ **诊后漫话:**

本案因孕妇素体羸弱、气虚血少,劳顿致虚体不堪重负;且受孕在身,更显气虚血少,故固而无力,涩而难止血,为一派中气欲陷,宫难固胎、胎气欲上之象,治则首应扶脾益气、滋肾固胎,脾肾强、督带固,胞宫自安。至于呕恶欲吐、少腹隐痛、阴道少量出血都自当小心呵护,对症用药。

▶ **且当注意:**

一是补益之剂宜平和安稳,行气活血等动胎药不可用。

二是固胎止涩药物不可峻猛,以防"实实之弊"。

三是只可轻轻平抑气逆以止呕吐,以固中气,胜气逆更佳,因中气稳固,逆气自消耳。

四是调和和营为孕体所必须,故可酌加和营药物以稳定母子之气血,并扶佐妊娠。

五是典籍中提示动胎堕胎药物,均为长期临床之宝贵经验,不可轻易动用。切记!

若有心之士,可考虑做这方面的实验研究,一为进一步说清道理,二为临床提供确凿的理论根据。

三十九、保胎(畸胎瘤术后再孕)案二

华某,女,29岁

▶ **主诉**:行卵巢畸胎瘤剥除术后,经期紊乱,先后期不定,经量少,腹痛。3年未孕,欲再孕。

▶ **诊疗经过**:

　　患者因患畸胎瘤而于3年前手术。几年来患者经期紊乱,2～3个月一行。经前乳胀痛,首日少腹痛剧,膈塞难下,色暗瘀块,且迁延数十日不净。使用雌激素治疗半年,效果不显,而月经间期尚有延长趋势。患者欲再受孕,遂转中医诊治。

▶ **中医辨证论治**:

　　患者形容瘦削,神色委顿,面生黄褐斑,月事为2～3个月来潮一次。经前乳房、少腹胀痛,月经第1天少腹痛甚,伴恶心,呈虚脱状。脉沉细涩、舌质暗,有瘀紫斑块,苔干白厚,舌下静脉淤紫如蚯蚓,一派浊气浸淫、痰湿血瘀之象。治宜祛痰湿、化瘀血、温胞宫、调经带、助妊娠。

▶ **选方**:

　　择四物汤、参苓白术散、二陈汤、柴胡疏肝散、血府逐瘀汤、四磨饮子之方义,加减化裁以治之。

▶ **用药**:

西洋参5g	太子参15g	三七块5g	益母草30g	泽兰叶15g
牡丹皮12g	山栀10g	全当归15g	川芎15g	炒白芍15g
赤芍10g	制半夏12g	胆南星10g	白花蛇舌草30g	
半枝莲30g	沉香5g	台乌药30g	蒺藜30g	青皮12g
醋炒柴胡15g	陈皮12g	广郁金15g	川楝子10g	菟丝子30g
桑椹30g	怀牛膝30g	川桂枝15g	炙甘草10g	玫瑰花15g
制香附15g	炙鳖甲12g	僵蚕15g	天冬30g	天花粉30g

生薏苡仁30g

上35味,每剂3煎,取浓药汁750ml,分3次,1日半服完,连煎15剂。共服21天。

▶ **疗效观察:**

上药服至第4剂,即服药第6天,月经即至,于上次月经周期29日后。经前诸胀潳疼痛霍减,经量显增,色红瘀块少,5日而净。遂嘱:继服上药15剂(21天),于经后一周始服。药后患者容颜焕然,面生红润,褐斑显退,神振精充,生活起居如常,月经于上次月经后27日至,经前反应几乎消失。遂嘱效不更方,再以上药30剂量,共煎2次,取汁混合去渣,再行浓缩后加阿胶300g,龟板胶200g,鳖甲胶300g,鹿角胶300g,蜂蜜750g,收膏。服法:每日2次,每次服1汤勺,白开水冲服。患者于服膏方后四十余天,又一次受孕,妊娠至分娩期间正常,并顺产一7斤半的健康男孩。

▶ **疗效分析:**

此例患者,虽有妇科疾病,然其病情纷繁且重笃。先为血瘀痰结,妇科恶性肿瘤侵犯,又遇手术攻伐,气血肝肾亏虚,胞宫受损,一派气滞血瘀之实证,故秉破气血瘀结、益元培本养宫之法则,以期达到正气复营,血丰、胞宫濡,再妊娠产子之目的。方中以西洋参、太子参、三七大补元气而不涩滞气血经脉;益母草、泽兰叶、全当归、川芎、炒白芍、赤芍、炙鳖甲以补益营血并活血;制半夏、陈皮、胆南星、白花蛇舌草、半枝莲以消化痰核抑瘤;以醋炒柴胡、广郁金、沉香、台乌药、蒺藜、青皮、川楝子疏肝郁、通气机、破痰核;以怀牛膝、菟丝子、桑椹益肝肾、濡胞宫;以川桂枝、炙甘草和营温养受损之胞宫;以玫瑰花、制香附专以调经;且结合当代中药药理之认识,以僵蚕、生薏苡仁、天冬、天花粉扶正消瘤抗复发。故而使患者正气得以恢复、气血津液输布正常,胞宫濡润,生机待发,而最终又复受孕生育。

▶ **诊后漫话:**

畸胎瘤属不正常妊娠,其实质为与胎生相关的肿瘤疾病,对患者构成的危害颇大。中医认为这是人体痰浊瘀血凝结于腹腔而成的,西医妇产科常以手术摘除之。然其秽浊邪气长滞胞宫,或日久再发新瘤,或致月事不调,难以再受孕。中医根据痰浊瘀血秽气之理论依据,立疏肝解郁、行血活瘀、消化痰积、祛浊去秽之治则,意在扶正气,去邪浊,调气血,和营卫,去瘀生新,促患者健康恢复,再行正常受孕,分娩正常胎儿。

笔者据以上认识,进行临床实践,终于促使病妇恢复正常胎生,是为一种尝试,并证明此治疗思路的可行性,为临床治疗该种疾病打开大门,但由于只属个案,大宗理论探求、临床实践尚有待后来者增补。

四十、闭经(垂体胶质瘤切除术后类席汉式综合征)案

潘某,女,32岁

▶ **主诉**:垂体胶质瘤,切除术后,全身毛发脱落,闭经,神疲乏力,面目、四肢水肿,食欲减退,畏冷肢凉。

▶ **诊疗经过**:

患者因患垂体胶质瘤而行切除术后,继而出现主诉各症状,经垂体甲状腺肾上腺素、性腺激素水平均大幅度下降,证实患者并发席汉氏综合征,经使用泼尼松、雌激素、雄性激素治疗效果不明显,症状持续半年后转中医治疗。

▶ **中医辨证论治**:

患者面色㿠白,面部水肿,头发、眉毛、体毛俱已脱落,月经自手术始至今近7个月,伴食少乏力肢冷畏寒,时作寒战,脉来沉缓,舌质淡胖且多有齿痕,苔白腻多津,舌下静脉淡紫瘀曲多津,此一派肾阳虚备、脾胃虚寒、气血营卫俱衰之重证。酌其病因病机,法当温补肾阳、鼓舞脾肾、滋补肾精、滋养血营、鼓舞冲任督带以治之。

▶ **选方**:

择参附汤、桂附八味丸、大补阴丸、龟鹿二仙胶、桃红四物汤、少腹逐瘀汤、炙甘草汤之方义,加减化裁以治之。

▶ **用药**:

红参10g	西洋参5g	制附子10g	肉桂10g	炮黑姜10g
三七块5g	川芎15g	炒白芍18g	生赤芍18g	怀牛膝30g
川牛膝30g	当归15g	菟丝子30g	枸杞子18g	砂仁伴熟地15g
桑椹30g	破故纸15g	肉苁蓉15g	鹿角霜30g	巴戟天15g
淫羊藿15g	酥龟板15g	炒川断15g	制首乌30g	地龙18g
全蝎10g	水蛭10g	京菖蒲15g	川羌活12g	川桂枝18g
炙甘草15g	阿胶12g^(分煎冲服) 藏红花1.5g^(分煎两次冲服)			

上 33 味,浓煎 3 次,混合取汁 750ml,每日服 3 次,每次服 250ml,连服 7 剂。

▶ **疗效观察:**

患者服药 7 日后,形容大变,面显红润,水肿渐退,神气渐振,食增而四肢转温,怯寒显减,脉渐有力,舌转红润,苔薄白,涎大减,舌下静脉淡紫瘀曲减轻。

效不更方,嘱继服 21 剂。患者于服药第 18 天后,月经来潮,但经前有乳房胀痛、少腹坠胀,首日少腹疼痛剧,次日即消失,经量少,有瘀块,色暗红,3 日而净。为巩固疗效,嘱连服 60 剂后,患者头、体、阴部毛发始生,呈淡黑绒毛状。服药百日后,毛发已如常人,生活起居、经带均已恢复如前,遂嘱停药。追访 10 年,患者生活起居正常,未见复发。

▶ **疗效分析:**

患者因垂体胶质瘤,术后损及垂体后叶组织,致使垂体肾上腺轴功能衰减,类似中医肾阳衰惫,致一身元气大衰,牵及肺脾肾三脏及卫气营血之充盈运行,出现以上诸症状,禀患者病因病机情况。遂照上述治疗原则,是方首选红参、西洋参大补元气;制附子、肉桂、炮黑姜、破故纸、肉苁蓉、鹿角霜、巴戟天、淫羊藿峻补肾阳以益火之源;当归、熟地、制首乌、炒白芍、炒川断、菟丝子、枸杞子、桑椹、酥龟板、阿胶以滋肾阴填补肾精,以使肾火、肾气鼓动有源,加上龟板、阿胶本血肉有情之品,更易到达肾经;方用藏红花、三七、川芎、怀牛膝、川牛膝、生赤芍,一可活动一身血脉,濡养脏腑经脉,冲任胞宫;二可为填补肝肾之精起输载之功。上症为顽疾多瘀之侯,上药可活血治顽耳;地龙、全虫、水蛭透络而通冲任督带之经脉矣。此亦为血肉有情之品易入络脉矣;京菖蒲、川羌活、川桂枝以辛香走攒之力开达毛窍引汗助生毛发耳,一味炙甘草一可和营,二可调和诸药,解虫药之毒也。

▶ **诊后漫话:**

本案发生在垂体胶质瘤切除手术过度,因垂体保留正常部分过少或垂体细胞创伤后严重缺血等因素,致使垂体功能重挫而发生席汉氏综合征。本案治疗指导思想为鼓舞其一身阳气、大补行血活瘀、滋养营卫,以促垂体细胞再生;再以大剂养血,填补肾精药物滋养全身,促使毛发生、全身功能恢复,且恢复了生育能力。

　　患者以上症状的恢复是在停用了西医激素替代疗法后,全部使用中医辨证论治思路、中医方药完成的。为此,笔者设想:许多人体内分泌功能低下,创伤性(如甲状腺瘤切除后、肾上腺素瘤切除后、垂体瘤切除后)功能缺失,西医所使用的激素替代疗法,是否可以使用中药替代之,此称为"西医激素替代疗法之中医药替代"。如果然可行,其结果是中医既可治愈此类疾病,又可使患者免受使用激素类药物所产生的副作用之苦。

　　笔者治疗多例此类患者,多获效果,颇有成就感,从而引发了开创这一领域的思绪,然宥其暮年之人,难成大事了,故此间介绍此案例,以抛砖引玉,并寄望于来者。

四十一、产后恶露(产后子宫收缩不良流血伴低热不退)案

陈某,女,29岁

▶ **主诉:**分娩后3天,阴道流血伴发热,经止血、控制感染后,低热不退、阴道流紫黑色血水,腹痛已1周。

▶ **诊疗经过:**

产妇分娩3天后大出血,阴道流血量多且不止,寒战高热。使用抗生素控制感染、退热、止血治疗10天后低热不退,产后第14天阴道出血仍不止,量多,伴少腹疼痛而转中医诊治。

▶ **中医辨证论治:**

患者因产后失血,身体羸弱,面目虚浮㿠白,神疲乏力,纳差;腰部酸痛、少腹疼痛伴阴道出血多色暗有瘀紫血块,低热:37.8℃。脉来虚浮重按无,芤象明显,舌淡胖苔白腻多津,舌下静脉淡紫瘀浊。证属气血大虚,冲任不固,兼外邪留连不去。首当扶正祛邪,继以固冲任止血,再和胃健脾以生血。

▶ **选方:**

首方择自拟茯苓皮汤、生化汤,先安宫退热。

▶ **用药:**

茯苓皮30g	大腹皮12g	苦桔梗15g	北连翘15g	生薏苡仁30g
白通丝12g	鲜芦根30g	薄荷12g	焦枳壳12g	煨草果12g
淡黄芩12g	藿香15g	佩兰15g	炒神曲15g	

上药1剂2煎,早晚各1次,服药当晚低热即退,继服2帖。3天后热退净。

▶ **选方:**

二方择参苓白术散、自拟白扁豆汤、生化汤、十灰散益气固肾止血。

▶ **用药：**

太子参10g	白扁豆18g	淮山药30g	生薏苡仁30g	橘皮12g
香橼皮12g	炒白芍12g	仙鹤草30g	阿胶珠15g	合欢花、皮^各15g
藕节炭30g	地榆炭30g	姜黄12g	制香附12g	延胡索15g
川芎10g	炒川断15g	菟丝子18g	生地炭15g	三七粉2g^{分吞}

上药3剂,服法同前,于首剂服毕而血止,腹痛消失。

▶ **选方：**

　　三方择十全大补丸、参苓白术散、自拟白扁豆汤、二陈汤、香砂养胃丸、当归生姜羊肉汤、归元汤之方义,加减化裁以健脾和胃,益气补血,以治产后之大虚。

▶ **用药：**

红参5g	西洋参5g	三七块3g	淮山药30g	莲子肉30g
橘皮12g	香橼皮12g	白蔻仁12g	鸡内金15g	炒谷芽30g
炒麦芽30g	炒白芍15g	全当归15g	熟地15g	阿胶珠12g
艾叶10g	生姜10g	川芎12g	炙甘草10g	

上方,每日1剂,2煎;连服半个月。诸症皆去,气血恢复而停药。

▶ **疗效分析：**

　　产妇先因分娩大失血致气血大伤,肺卫不固,而风寒湿浊之邪入侵,高烧后又因正不胜邪而致外邪不去,故低热不退。首方茯苓皮汤为疏散淡渗滞留之余邪,煨草果以辛香走窜,扶募原之正气,透托半表半里募原之邪以退去低热。二方则以扶正固摄之品,如太子参、淮山药、生薏苡仁等守中摄血;再择赤芍、白芍以活血止血和营;仙鹤草、阿胶珠、藕节炭、地榆炭等药以收敛止血,再以炒川断、菟丝子等固冲任以增加上药之疗效,故3剂而血止。三方属病后调摄之剂,取十全大补丸、当归生姜羊肉汤、二陈汤和香砂养胃之剂,加减化裁而成。扶脾健胃,益气养血,以补产后重病之羸弱,都因用方准确而药到诸虚皆愈。

▶ **诊后漫话：**

产后感染的控制,在确认了敏感抗生素药物后,遵循用药规范疗效是确切的。本例出现低热不退,恶露不净,多与用药不规范相关。中医则认为产后体虚不能尽驱外邪而引起,治则应为扶正祛邪。本案用方即为在淡渗利湿中鼓舞脾气,驱除募原之邪,从而达到正能胜邪,邪去热退之目的。笔者诊治此类患者多例,在治疗前后曾做机体免疫功能观测,均在低热不退阶段发现机体免疫功能低下,经使用茯苓皮汤加减用药后,症状消退,患者的免疫功能得以恢复,故而推导出清热利湿、涤痰醒脾方药,对提高人体免疫功能,从而战胜疾病有积极功能。我们应该认真地做大宗病例观察,并使用生化检测手段做微观判断,使这一方法广泛应用,从而达到治疗更多这种类型的低热不退疾病的目的,是不无裨益的。

笔者使用的茯苓皮汤,始出于温病大师吴又可治疗温热病方剂,改造此方者为吾师泾川朱涛如先生。吾秉承老师教诲广泛使用于临床,累获奇效,遂动了做临床生化指标对比观察之心,经较长时日,遂发现这一规律,只因工作粗糙且缺乏规范程序和保留病史档案意识,以致无法拿出更加科学、有理之证据,深感歉疚,故盼对中医药具免疫调节功能、具提高免疫功能研究志趣的学者,能做出更翔实、规范,更具说服力的研究并取得成果性贡献。

四十二、少腹冷痛(子宫内膜异位)案

程某,女,39岁

▶ **主诉**:少腹痛,经前痛剧,伴乳房、乳头硬结胀痛,已历2～3年。

▶ **诊疗经过**:

经腹腔镜检查,证实盆腔内多处巧克力包块,做数处切除后,服用雄性激素和桂枝茯苓丸,症状未能减轻,且趋加重情况,遂转中医诊治。

▶ **中医辨证论治**:

患者因一度工作压力大,出现焦虑症状伴形容憔悴,面生褐斑;经期前双侧乳房、乳头硬结,触痛明显;少腹疼痛,经期加重,且出现剧痛虚脱;经行量少、色暗,有紫黑色瘀块。上症为一派气滞血瘀、胞宫阴寒痰凝之象,治当疏肝理气活血,温暖胞宫,冲任督带,和营止痛。

▶ **选方**:

择四逆汤、四神丸、附子理中汤、四磨饮子、桃红四物汤、柴胡舒肝汤、茯苓桂枝汤、少腹逐瘀汤、二陈汤之方义,加减化裁以治之。

▶ **用药**:

当归尾15g	川芎15g	赤芍15g	三七块5g	白芍15g
怀牛膝18g	台乌药30g	青皮15g	陈皮15g	沉香末2g(分吞)
制半夏12g	胆南星12g	紫油桂10g	炮干姜10g	制附子12g
佛手片15g	玫瑰花15g	绿萼梅12g	制香附15g	延胡索15g
姜黄15g	川楝子10g	炙艾叶15g	全蝎10g	蜈蚣2条
水蛭10g	破故纸15g	肉苁蓉15g	鹿角霜30g	炙鳖甲12g
炮甲12g				

上药浓煎3次,混合取汁750ml,每日3次,早、中、晚各1次,每服250ml。连服20剂,共服30天。

▶ **疗效观察：**

首剂服毕，患者少腹疼痛即减，服药10日后月经如期而至，且经前乳头、乳房、少腹疼痛骤减，经量增加，经色转红，有少量瘀块。嘱经前及经净后继续服用上方30剂（共服45天）。此后，患者已无乳房、乳头、少腹胀痛等不适症状。妇科检查，腹腔内巧克力包块显著减少。遂嘱继续服用上药至60剂（共服90天）。诸症悉退，生活起居、经带均如常而停药。

随访7年，未复发。

▶ **疗效分析：**

守上述治疗法则，择当归尾、川芎、赤芍、白芍、怀牛膝、三七以养血活血祛瘀；择沉香、台乌药、青皮破气消结；择佛手、玫瑰花、绿萼梅、制香附、川楝子疏肝理气解郁散结；择陈皮、制半夏、胆南星化痰散结；择紫油桂、炮干姜、制附子、炙艾叶温煦经络胞宫；再择蜈蚣、全蝎、水蛭、炙鳖甲血肉有情之品，走血脉经络而涤痰祛瘀止痛。再择破故纸、肉苁蓉、鹿角霜温肾阳、暖胞宫以助祛瘀活血之功。以上诸药相济而达到祛瘀生新，通达冲任使痼疾得愈。

▶ **诊后漫话：**

本案症状与痛经酷似，病因每多伴肝郁气滞致营卫不和，然其病理机制则以胞宫阴寒、瘀血痰凝为其主要，故于治疗中除疏肝解郁调和营卫外，必须强调温暖胞宫、行血活瘀，甚至需破瘀同用。笔者治疗数例患者，均为多处寻求治疗，中西方药尽施而收效甚微者。初诊治该证也多次挫折，莫衷一是。

经多次探讨，认为温肾暖宫、破瘀涤痰应为要务，遂在立法、组方用药时另辟蹊径，方摸索出是法是方，取得较为满意的效果。但组方庞杂、剂量亦大、要价高昂为其不足，尚待逐步探索改进之。

正因为临床症状由肝郁气滞、营卫不和所引起一派肝经症状，临床经常误诊误治，致久治不效甚多，故每遇痛经等症状治疗效果不好时，则应考虑该症之可能。西医妇科腹腔镜及生化指标可帮助我们做出准确判断，应予关注并使用。

四十三、心悸痛(围绝经期假性心血管功能改变)案

杜某,女,53岁

▶ **主诉**:高血压一年多,心慌、气短、胸闷、胸痛并牵及肩背部,已半年。

▶ **诊疗经过**:

　　患者处围绝经期,月经未绝,2～3个月一行,量少色暗,一日即净。多烦躁易怒,阵发面身烘热、潮热、出汗诸症状。且有胸部憋闷、疼痛频作,并向左前臂放射。BP 158/95 mm/Hg。听诊:心率快,98次/分,律不齐,频发期前收缩;心主动脉第一音亢进,Ⅱ级收缩期杂音。EKG提示:心动过速、心律不齐,频发房性早搏,5～7次/分,偶见室性早搏,T波轻度改变。拟诊:心肌缺血、冠状动脉硬化性心脏病待确诊,甲状腺素呈明显衰减,使用硝酸酯类血管扩张剂无效;且有心悸、面部烘热、潮热、自汗、烦躁症状加剧。遂转中医内科治疗。

▶ **中医辨证论治**:

　　患者面色白皙、时作烘热、自汗、胸闷、胸胁间疼痛;痛剧而呻吟,自汗加重,疼痛向左上肢放射。神情恍惚、睡眠不稳、多梦且易惊醒。脉浮细数,结代促脉时现;舌质暗红,苔干白少津,舌下静脉淡紫,络脉呈樱红样怒张。以上一派心阴不足、心阳虚张、营卫不和、血不养心之状。宜益气血、和营卫、滋阴抑阳、活血宁心以治之。

▶ **选方**:

　　择甘麦大枣汤、炙甘草汤、四磨饮子、血府逐瘀汤、天麻钩藤饮、地黄饮子、朱涛如老先生自拟新制龙牡汤之方义,加减化裁以治之。

▶ **用药**:

葛根30g	瓜蒌皮18g	薤白12g	沉香3g	钩藤18g[后下]
台乌药18g	蒺藜18g	青皮12g	川芎12g	全当归15g
西洋参3g	三七块5g	赤芍12g	白芍12g	佛手12g

玫瑰花12g	绿萼梅12g	延胡索15g	姜黄12g	炙甘草10g
麦冬30g	红枣7枚	淮小麦30g	炙远志12g	炒枣仁15g
降香12g				

上26味药，3煎取汁750ml，分3次，1日半服完，每日上下午各1次，每服250ml。连服7剂。

▶ **疗效观察：**

上药服至第3天，患者自觉诸症状大减，情绪渐稳，胸闷、胸痛、心慌、气短渐缓解，7剂服毕(共服10日半)后，除活动频繁尚有气短胸闷外，症状几退尽。嘱继服药至30剂(共服45天)后，做心电图检查。原异常记录均消失。心率：72次/分，律齐，T波、ST段改变消除。考虑围更年时间跨度大，反复情况多，遂以上方改制浓缩丸剂，继续服用近一年，诸症平稳，患者生活起居正常。

▶ **疗效分析：**

是症起于年至七七之后，气血营卫衰弱且逆乱，胸阳不振，心气弱，不能正常鼓舞营血濡养心脉，心血虚少，心络失养而生悸动、疼痛、闷阻。上方首择钩藤、葛根平镇血少而致的肝阳偏亢；再择瓜蒌皮、薤白温通胸阳；沉香、台乌药、蒺藜、青皮、佛手、玫瑰花、绿萼梅、延胡索、姜黄、降香行气理气破气；择川芎、赤芍、三七行血活瘀而止痛；择西洋参以资气源；择白芍、全当归以生营血；择炙甘草、麦冬、红枣、淮小麦以和营血；择炙远志、炒枣仁以安心神。从而达到气血津液营卫匀和，脉络通畅而以上诸症缓解并渐解除。

▶ **诊后漫话：**

女性更年，临床症情繁杂且多变。本案即为围绝经期心血管症状突显，且以心慌、气短、胸闷、胸痛等为主的症候群。临床检测：血压、心电图均出现心动过速、心律不齐、频发房室早搏T波改变、心肌缺血等改变，均支持患者为冠状动脉粥样硬化性心脏病的诊断。但经中医药辨证治疗后，诸症状霍然缓解，原心脏功能性改变亦均消失。以上说明，围绝经期确有心脏功能性变化,中医药治疗确可在消除症状的同时,使相应检测指标恢复正常。

　　笔者认为此中疏肝、和营、活血、宁心的治则起到了良好作用,使用的相对方药亦成为我们今后进一步研究探讨的课题,是值得我们做更多工作的。

小儿门

四十四、小儿厌食（消化不良）案

赵某,男,1岁

▶ 主诉:厌食、食后呕吐、消瘦已3个月。

▶ 诊疗经过:

　　小儿因厌食、食后呕吐、消瘦、啼哭而就诊。查体消瘦,毛发少,左右前额、枕部光秃,方颅,双眼深陷,皮肤黄、弹性弱,脱水貌。血检:血红蛋白性贫血;白细胞2 000以下,淋巴细胞偏高;铁、锌低。诊为小儿重度营养不良,遂进行小剂量输血,补液,补维生素及钾、钠、钙、铁、锌以及消化酶,近半个月,症情未能缓解,遂转中医诊治。

▶ 中医辨证论治:

　　患儿早产1个月,消瘦、皮肤苍黄、老人面容、鸡胸佝偻、舟状腹,啼哭气息短促,脉来小弦细数,指纹紫暗过气近命关,舌质淡红、尖赤苔干白腻,中根尤甚。证属先天禀赋虚羸,后天喂养失当,日久脾胃重损运化输布不能致气血亏虚、营卫失和、虚热烦炽,焦灼不宁故烦不能食,食后即生呕吐,心火虚妄、神不得宁而啼哭不止。首应急治其标,扶后天脾胃、益气,养胃之阴、降上逆胃升,助消谷接纳之力,渐复后再滋补先天肝肾,濡养心肾之营阴以善后之。

▶ 选方:

　　择参苓白术散、自制白扁豆汤、导赤散、枳实导滞丸、清热甘露饮之方义,加减化裁以治之。

▶ **用药:**

白扁豆10g	淮山药10g	莲子肉10g	白蔻仁5g	鸡内金5g
五谷虫5g	橘皮5g	麦冬10g	太子参5g	南、北沙参各10g
野百合10g	川黄连3g	蝉蜕3g	生甘草5g	生谷芽、生麦芽各10g

上药1剂浓煎2次,取煎300ml,备用。

服法:每日3次,每次50ml,2日服毕。连服3剂,共6日。

▶ **疗效观察:**

小儿服药6日后,内热趋减,形神渐复;眼窝渐起,肤热减,呕吐、啼哭止,食欲渐增,见欢愉表情,脉转小数,舌转淡红,干腻苔退,津涎渐盈,指纹由紫转红退于气关之下。效不更方,遂于上方中去南沙参、川黄连加淡黄芩3g,玄参5g,再进3剂,共服药12日,诸疾近愈。嘱家长每日以莲子15g,山药15g,野百合8g,红枣3枚,鸡内金8g,粳米15g,煲粥一小盂,分2次早晚分食。3个月后,小儿诸疾除,活泼灵动如常孩。

▶ **疗效分析:**

患儿系先天不足、后天失养,故先扶脾土以固后天,待营卫气血渐振,先天之精气则渐充,肝肾得滋养成长则无忧也。是方择太子参、白扁豆、淮山药平补脾土、调和脾胃后天之气;择橘皮、白蔻仁运脾;择鸡内金、五谷虫血肉有情之品消化吸纳五谷之精华;择麦冬、川黄连、野百合、南沙参、北沙参清滋心肺脾胃之阴,平肺胃虚妄之火、清热和胃退肌肤燥热;择蝉蜕镇痉安神止啼哭。生谷芽、生麦芽既可消食又不助燥火伤及胃阴,胃阴安而呕吐则自止。择生甘草以清营滋液调和诸药耳。故药后心神宁、啼哭止、呕恶除,饮食进,心肺之热除,小儿则大安也。

▶ **诊后漫话:**

患儿先天不足,为遗传所致,后天纠正较为困难。但根据后天生活方式的正确把握,天长日久是有矫正的可能,改变小儿禀赋使其强健起来也成为可能。本案遣方用药即从扶脾以固后天着手，主要是作息时间、活动方式和一日三餐饮食习惯为其主要，服药则为引导；方中药物看似一般，但进入小儿稚嫩之体，作用颇大。实践证明中草药植物细胞可参与人体细胞代谢，人体细胞对化学合成之治疗药物、维生素类有天然排他性，吸收不好，功能就不理想。此类深度研究，已在我国相关大学开始进行，期望不久之将来会为今天中药的用药方式、机制，找出更科学的答案。

四十五、小儿咳唾(小儿支气管炎)案

苏某,男,4岁

▶ 主诉:过敏性哮喘家族史,感冒后咳嗽唾痰,继而出现咳喘,咯痰,发热不止。

▶ 诊疗经过:

　　小儿因发热、咳嗽、哮喘、痰黄稠难出而急诊住院。患儿母亲有过敏性鼻炎、皮疹、哮喘史数十年;病儿出现过敏性鼻炎,咳喘,严重时伴发热,咳唾脓性痰液并反复出现哮喘持续状态。行激素、抗感染、祛痰、止嗽、止哮喘治疗可予以控制,但因反复外感引发咳喘发作,经久不愈已2年余,故转中医科治疗。

▶ 中医辨证论治:

　　患儿消瘦、颞颈部青筋显露,咳唾声浊,喉间痰声如锯,胸膺起伏喘息不宁,痰黄黏稠难出,口干渴欲饮冷,唇舌红,苔干黄,脉小滑疾数。证为肺卫蕴热,热痰壅肺,肺失肃降,咳嗽频作,日久动摇肾气。升降失常而生喘漉哮鸣之症。治以清肺宽胸、降气止逆、涤痰宁嗽以观效果。

▶ 选方:

　　择二陈汤、麻杏石甘汤、葶苈大枣泻肺汤、三子养亲汤、百合固金汤之方义,加减化裁以治之。

▶ 用药:

瓜蒌皮10g	桑叶10g	桑白皮10g	苦桔梗12g	苦杏仁6g
川贝母6g	炙麻绒4g	制半夏4g	炙甘草5g	麦冬8g
橘红6g	地龙6g	苏子4g	白芥子4g	莱菔子8g
焦枳壳4g	连翘6g	炙杷叶10g	蒸百部6g	蝉蜕4g
葶苈子8g	红枣4枚			

　　上药21味,浓煎2次,取煎400ml,1天服完,每6小时1次,每服100ml,可酌加白糖和蜂蜜少许调味。连服3剂(共服3天)。

▶ **疗效观察：**

首剂服完，咳嗽、哮喘即显著减轻，只在微嗽中间或轻喘。遂嘱原方加破故纸4g、五味子4g，去炙麻绒，再服3剂（共服3天）后诸症悉退，状若常儿。为巩固疗效，择第二次方药10剂，浓煎2次，取汁去渣浓缩后加蜂蜜500g，阿胶4两收膏备用。服法：每日服2次，每服1汤匙，白开水冲服。追访3年患儿未再发作。

▶ **疗效分析：**

本例患儿禀赋素弱、过敏、哮喘皆先天所致，后天调养失宜时，遇风寒、风热皆可触发咳嗽哮喘，日久体虚必然，故本方选急治其标之法，择瓜蒌皮、桑叶、桑白皮宽胸解表宣肺；苦桔梗、苦杏仁、炙麻绒、川贝母、炙杷叶、蒸百部宣肺降气止咳化痰平喘；制半夏、橘红、麦冬祛痰宁嗽；择地龙、苏子、白芥子、莱菔子平抑哮喘，助祛痰润肺之力；焦枳壳助瓜蒌皮宽胸理气，连翘去久嗽之肺热，且有透达肺络之力；葶苈子、红枣为泻肺之要药；蝉蜕为宣风舒肺以预防咳嗽之药品。后续方中加五味子、破故纸以温肾纳气、固本而助治咳嗽、平哮喘耳。

▶ **诊后漫话：**

本案与第六十五案风疹二患者系母子关系，从病证类型、临床表现可看出遗传在疾病传递中的作用，治疗法则未脱离治疗其母亲立法、选方、用药的辨证思路。只是在选择药味、使用剂量方面须更多考虑小儿的生理病理特点。笔者体会：使用中药治疗回避了长期使用激素的无奈。笔者治疗该疾多例，均获较为满意的效果。

四十六、小儿低热不退(发热不退)案

来某,男,1岁

▶ **主诉**:感冒后低热,晨轻日晡加重40余天。

▶ **诊疗经过**:

小儿因感冒发热39.1℃,经抗病毒、解热镇痛药治疗一天后体温下降至38.5~37.8℃,旋后每日清晨体温降至37.5℃,午后5时体温上升至37.8℃。至次日清晨方退。经检测呼吸道、泌尿道均无感染迹象。唯心电图提示:心律不齐,有阵发性心动过速,心率216次/分,频发房颤、早搏,伴二联律、三联律、T波改变,出现肺型P波、Q波改变,诊断为病毒性心肌炎,且脑电图提示:疑病毒性脑炎可能,经激素、抗病毒、营养心肌。控制心率药物治疗,以上诸症均有明显好转。唯停用激素则低热又起。遂转中医内科诊治。

▶ **中医辨证论治**:

小儿稚阳之体,阳充而气旺,诸病当痊愈,然患儿患疾已近2个月,低热绵绵不去,晨轻、日晡热重。其脉沉细滑数,偶见结代;指纹青紫达命关下,舌质胖嫩,苔满白腻,中根厚浊。究其始病,因受寒湿而生,久治不愈,正虚不能祛邪于外,寒湿之邪郁久浸入半表半里之膜原,胶着化热,而致热难退、日晡重之候,法当扶脾气、燥寒湿、托邪出半表半里之间,且遣方用药当防火化。

▶ **选方**:

择三仁汤、五皮饮、自制加味茯苓皮汤等方之方义,加减化裁以治之。

▶ **用药**:

茯苓皮10g	大腹皮4g	苦桔梗5g	苦杏仁5g	北连翘6g
焦枳壳5g	生薏苡仁10g	白通丝4g	薄荷4g	鲜芦根10g
煨草果4g	黄芩6g	神曲10g	藿香5g	大青叶10g

首服1剂,煎2次(不可久煎,每煎沸后15分钟,混合取汁400ml,分4次1日饮毕,每6小时1次,每服100ml。

▶ **疗效观察：**

首剂于中午服毕后，当日下午至晚间均未发热，体温36.7～36.9℃。第二日也未发热。效不更方，嘱上方继服2剂（共48小时）后患儿也未发热，唯心慌、脉率快，考虑到病毒性心肌炎仍属时疫范畴，而致心气衰弱，营卫之气逆乱，而出现心之脉症，遂更法更方再进，拟方如下：

炙黄芪10g	太子参10g	大青叶10g	川黄连5g	制黄精10g
枸杞子6g	酸枣仁6g	五味子4g	炙甘草5g	麦冬10g
红枣3枚	甜葶苈6g	淮小麦10g	磁石10g	茯神10g

首用7剂，患儿心脏症情骤减，心电图提示诸项指标明显好转。效不更方，嘱连服60剂，至诸症状悉退停药。

▶ **疗效分析：**

本病实属疫历，病在寒湿浸脾，久而化热生痰，进入膜原，致诸般症状。是方禀邪在半表半里、浸渍膜原之说，择茯苓皮、大腹皮、生薏苡仁、神曲、白通丝、鲜芦根淡渗利湿，除患者湿痰浸及募原之诸症，又振脾土之气；择苦桔梗、苦杏仁、薄荷、北连翘开达肺气，以祛邪，大青叶清热毒之邪，唯方中辛温大热之草果，旨在不遣温热之品不足以祛膜原之寒湿，鼓脾胃之阳气，难达最终祛邪于外之目的。为防范久郁痰热燥化及草果温热之偏胜，故加黄芩制草果温热，使其功效得当而不伤正气或转为顽疾。故能达药到热退之功。

▶ **诊后漫话：**

用西医小儿科病名理念，本案病名与西医不符。故本案的治疗理念是中医的辨证思考，摆脱了西医病毒侵袭人体，引发心脏和脑的病理改变而发生的病毒性心肌炎、病毒性脑炎的束缚。西医临床儿科治疗使用抗病毒、激素和对症治疗，疗效不好。而笔者是在了解了西医对这一小儿疾病生理、病理、治疗各方面的理论知识和治疗方法的基础上，决定摒弃西医的观点，使用完整的中医辨证论治观点，寻找病因、治则、选方、用药方法，使患儿减轻病情，逐渐痊愈。实践证明，这一方法可行且有效。

　　但作为当代中医医师，在压根不知现代医学理论实践的情况下，贸然寻求中医辨证论治方法为患儿治疗如此复杂的证候，那就掉以轻心、盲目从事了。若如此，则可能出现误诊、漏诊、错诊的危机。现代中医医师要有广博的医学科学知识，知己知彼、胸有成竹，即使使用古老的辨证论治理论，也要掌握西医对疾病发生原因、病理机制的诊断知识，且要能了如指掌。这样，才能避己所短，扬己所长，成为一名合格的当代中医医生。

四十七、小儿腹泻(消化不良性腹泻)案

夏某,男,1岁

▶ 主诉:消瘦、啼哭、腹痛即泻,日数十行,已3个月。

▶ 诊疗经过:

　　小儿因阵发啼哭、哭即泻下已2个月而收治住院。诊断为小儿消化不良性腹泻。经补液、消化酶、维生素、抗生素等药物治疗后,症情缓解,但停止使用以上药物治疗,腹泻又发作,如此治疗3次仍未痊愈,遂转中医内科诊治。

▶ 中医辨证论治:

　　小儿消瘦,肌肤干瘪,面形苦涩,黝黑少华,啼哭阵阵,哭即泻下;泄黄水稀便,完谷不化,脱肛明显。肌肤干热,指纹青紫过命关,脉数疾,舌质瘦淡红,苔干白腻,此禀赋本亏,后天失养,致肝木侮土,脾气下陷,运化失职,久则正气大伤,脾运失和,正虚邪恋致腹痛、腹泻经久不得愈。治宜平补脾胃,淡渗湿浊,益气调肝、祛邪消积以治之。

▶ 选方:

　　择补中益气汤、痛泻药方、香连丸、自制白扁豆汤之方义,加减化裁以治之。

▶ 用药:

白扁豆10g	淮山药10g	莲子肉10g	升麻2g	炙黄芪15g
生赤芍4g	生白芍5g	广木香5g	炒黄连3g	焦枳壳4g
葛根10g	蝉蜕5g	麦冬5g	酒黄芩4g	鸡内金5g
五谷虫5g	焦山楂5g	川朴花3g		

　　上18味,浓煎2次,混合后取汁300ml,备用。

　　服法:每日3次,早中晚各服50ml。2日服毕。

▶ 疗效观察:

　　首剂服用2天后,患儿啼哭止,肌肤干热有减,水稀便止,转为溏薄,脱肛

好转,神色渐缓,指纹转淡紫,脉小数,舌质淡红,苔转薄白有津。效不更方,于上方去广木香、川朴花、川黄连;加太子参4g,合欢皮5g,再进4剂,共服8天,患儿神情安稳,进食渐增,二便转常,脱肛、肤热燥烦解,形容渐丰。嘱停药,做饮食调养。

▶ **疗效分析:**

小儿属稚阳之体,禀赋又气弱血少,故脾胃运化输布力弱,加之后天饮食调养失宜,食浊难化发为痰热,炙肌肤、迫胃肠、灼心神而现如上诸症。是方择白扁豆、淮山药、莲子肉先淡渗利湿健脾以养后天;择升麻、炙黄芪、焦枳壳益气升提以治中气下陷;择葛根解肌;择炒黄连、炙黄芩清热除心肺虚烦,且黄连可苦寒渗湿以健胃;另择广木香、焦枳壳、川朴花以破结理气和肝脾;择生赤芍、生白芍调肝和营,养血活血;择蝉蜕宣肺中虚热,安神宁心。再择五谷虫、鸡内金、焦山楂以消食滞,助上药以立杆之效。

▶ **诊后漫话:**

小儿稚阳,易伤肺脾,故每多寒热卫外之证,或饮食不化泻痢之候;且病情瞬间变化,易致危重。故遇诸疾,医者当存细诊察,用心施治,不可疏忽。本案病位在脾,其症已达上中下三焦,故上下分消,益气扶中,健脾消食则可使邪去而正安,而用药及用量都需按小儿体质特点和疾病轻重细致斟酌之。

四十八、小儿虫蛊(小儿肠寄生虫)案

钟某,男,4岁

▶ 主诉:消瘦,腹胀大,腹阵痛剧伴肛门瘙痒,多饮多食,且有食泥土砖石之习,
　　已1年。

▶ 诊疗经过:

　　小儿因腹剧痛而就诊,经大便检查诊为蛔虫、蛲虫混合感染,而使用驱虫
药物,一次性排出蛔虫24条;症状缓解1年后,旧症又作,再行驱虫治疗,虫不
下,症状加重,遂转中医内科治疗。

▶ 中医辨证论治:

　　患儿面黄肌瘦,现苍白虫斑,腹胀大,额颞及脐周青筋显露,腹痛阵作,大
便干结不畅。脉来小滑数,舌淡红,苔干白浊腻,见虫斑,诊为虫蛊。治宜攻
补兼施,驱虫兼健脾消食同投。

▶ 选方:

　　择肥儿丸、布袋丸、理中安蛔汤、连梅安蛔汤、自拟白扁豆汤之方义,加减
化裁以治之。

▶ 用药:

生大黄5g	使君子3g	苦楝皮3g	槟榔3g	乌梅肉5g
川黄连3g	胡黄连3g	广木香3g	贯众3g	白扁豆10g
淮山药10g	鸡内金5g	白蔻仁4g	神曲5g	

　　上14味,2煎后,混合去渣取汁300ml,分3次,1日服毕,每次100ml。

▶ 疗效观察:

　　首次100ml于晨起时服下后,患儿即生腹痛、啼哭,尚可忍。至第3次用
药后,即腹痛、腹泻、虫下,原诸症状即行缓解,下虫119条,皆为死蛔。患儿
神情舒缓,脘腹柔软、欲饮食。为防范计,又连服上方1剂。于第3日又出死

蛔11条。遂更用健脾利湿和中消食之剂以巩固。择自拟白扁豆汤加减之。方为：太子参5g、白扁豆6g、淮山药6g、生薏苡仁8g、白蔻仁4g、鸡内金5g、山楂8g、生谷麦芽各10g。共服10剂后停药。患儿恢复健康，成长正常。

▶ **疗效分析：**

　　小儿虫蛊，病因简单，然迁延时日正气大损，脾胃受伤，必成重候。本急治其标之法则，故先用杀虫通便理气消食之重剂，祛除虫患。再以健脾消食之剂以调养。故首方择使君子、苦楝皮、槟榔、川黄连、胡黄连、贯众以杀虫；再择生大黄泻下攻逐虫积；并以广木香理气止痛和胃；最后择白扁豆、淮山药以复脾气；白蔻仁、鸡内金、神曲以增消食运纳之效。故攻而未能伤正，虫去而正安。为调治久病之患儿，此后使用自拟白扁豆汤调治瘦弱之患儿，促恢复健康。方义不再赘述。

▶ **诊后漫话：**

　　此案为小儿虫蛊重候，多次使用西药有耐药情况发生。中药驱虫其毒性小，组合使用驱虫药物，每多事半功倍，且可边驱虫边健脾消食，以利正气恢复，达到事半功倍之效果，是为优势。然小儿虫症在使用中药时应根据症情，循清病因及虫之类别而治之。有些寄生虫感染，如血吸虫、肝吸虫、绦虫、阿米巴急性期患儿，还当请相关科室诊治，万不可大意，以免发生错诊、误诊、误治。

四十九、眼睑瞤动(小儿多动)案

罗某,男,4岁

▶ **主诉:** 患儿醒时不间歇眼睑瞤动,时以手揉搓,面部、眼睛及肢体不停顿骚动,坐立不安不能专注。已1年多。

▶ **诊疗经过:**

患儿因眼睑、肢体不停抖动、活动,坐立不稳,注意力不能集中而就诊。经检查(主要做脑电图、血钙镁锌检查)初步诊为小儿多动症。血锌水平低,遂给多种维生素、钙锌制剂,微量安定镇静剂治疗,效果不明显,遂转中医科治疗。

▶ **中医辨证论治:**

患儿身材矮小,消瘦,双眼睑瞬动不止,精神灼烁,四肢动作不止,且多言语,幼儿园无法收其入园。脉来疾滑数,舌质红瘦少苔,中根浊腻干白苔,诊为肝肾之阴不足,肝胆经虚火妄动,走窜窍络经脉而生诸多不安,拟滋肝肾之阴、濡养血络、安神定志、涤痰熄风以治之。

▶ **选方:**

羚羊角汤、镇肝熄风汤、三甲腹脉汤、钩藤饮、自拟新制龙牡汤、惊气丸之方义,加减化裁以治之。

▶ **用药:**

牡蛎8g	龙骨8g	龟板6g	炙远志6g	地龙8g
蝉蜕4g	酸枣仁5g	僵蚕5g	清水半夏4g	胆南星2g
川黄连4g	全蝎2g	麦冬6g	生甘草4g	磁石8g
茯神8g				

上16味,浓煎2次,混合去渣取汁400ml,分2日4次服毕。每日2次,早、晚分服,每服100ml。

▶ **疗效观察：**

服药后患儿躁动、目睛胸动显减，神情渐安，可较长时间坐立。脉转平和，舌体见红润。效不更方，遵上方再进5剂(共服10天)。1周后，诸症退去，安然无不适。追访至2012年6月，上疾未再作，时该童已10岁。

▶ **疗效分析：**

小儿稚阳之体，营阴未充，脾运不健而浊痰易生，阻络生火，致神志不稳，而现目瞬不止，肢体多动，且多生怪异动作。本上述治则，择牡蛎、龙骨平镇稚阳；择龟板以滋肾阴；择炙远志、酸枣仁安稳心神；择胆南星、清水半夏、地龙搜涤痰涎；择川黄连、麦冬养阴、清心火、安心神；僵蚕、地龙、蝉蜕熄风以制动扰；再择磁石、茯神重镇之品助以上诸药功效。从而达到阴充阳守，痰去风熄，火清、心宁、络脉安之功效。

▶ **诊后漫话：**

此案临床少见，西医神经内科、儿科根据临床检测，使用上述多法，几无效果。笔者决定抛却西医理论桎梏，运用中医辨证论治理论，推敲病因病机，确定在脏在腑及与经络的关系，认为此证与肝脾肾三脏相关，因痰火浸及脉络所致。以此选方择药，果获较好效果。

此患儿曾辗转多方诊治，均未获效。中医能以传统理论辨识治疗该病而获效，实让笔者宽慰，更加确立了中医辨证论治的思维、方法不可丢的理念。

五十、少儿偏废(儿童烟雾症)案

何某,男,10岁

▶ **主诉**:感冒发热后,出现口眼右斜,语言欠清,左上肢偏废,握力失去,左下肢足外翻,举步不能,且日见加重。

▶ **诊疗经过**:

先往某医院儿科就诊,疑病毒性、急性风湿性脑膜炎,而给予抗生素、抗病毒药物、激素、B族维生素等,症情略缓后,以上症状又重复出现并有加重趋势,经进一步检查确诊为烟雾症,给予激素伴康复治疗,效果不显著,遂转中医治疗。

▶ **中医辨证论治**:

病儿体硕,肌肤㿠白,形体怠倦,活动少,颜面轻右偏,左上下肢半软瘫,不能移步,左上肢握力消失。食纳尚旺(与使用激素有关),脉濡软,左脉显细弱,舌淡胖,苔满水白腻,舌下静脉淡紫。唇上黑髭滋生。证属气血两虚、血瘀痰浊瘀阻,气机不畅之故。法当温阳益气、活血化瘀涤痰、搜透脑络以治之。

▶ **选方**:

茯苓桂枝汤、通窍活血汤、玉真散、钩藤饮、温经汤、惊气丸之方义,加减化裁以治之。

▶ **用药**:

炙黄芪10g	太子参10g	三七块2g	川芎10g	赤芍10g
白芍10g	怀牛膝10g	川牛膝6g	全蝎5g	僵蚕8g
地龙10g	制半夏6g	胆南星4g	京菖蒲8g	羌活8g
益智仁8g	制首乌10g	炙远志6g	淡竹沥15g	肉苁蓉4g
破故纸4g	白附子6g	川桂枝10g	茯苓10g	生薏苡仁15g

上剂25味,浓煎2次,混合去渣取汁600ml,分2天4次服毕。每日2次,每服150ml,服药5剂,共服药10天。

▶ **疗效观察：**

患儿服药后面见红润、精神活跃，可扶物缓步，唯左脚外翻，左手可握拳，握力尚弱，语言渐清晰，口角流涎明显减轻，脉渐有力，舌质转红、苔薄腻，舌下静脉仍为淡紫色，瘀象浅。效不更方，上方续服10剂，服药20天后病情进一步好转，可自行步履，口唇歪斜消失，左手握力大增，可提较重物体。故于前方中加钩藤10g、葛根15g、天麻6g、杜仲6g，继服15剂。服药2个月后，患儿生活起居基本正常，而往外院复查，康复治疗。

▶ **疗效分析：**

是症于西医为病因尚不明确之脑部广泛毛细血管弥漫性烟雾状病变。中医辨证上述，治法乃扶正益气活血、涤痰熄风通络和营以治之。方中择炙黄芪、太子参、三七以补气，又以三七、川芎、赤芍、白芍、怀牛膝、川牛膝以活血祛瘀；择制半夏、胆南星、白附子、炙远志涤痰；川桂枝、全蝎、地龙、僵蚕搜透经络；择京菖蒲、羌活、淡竹沥以开窍；益智仁、制首乌以益脑肾；择肉苁蓉、破故纸温补肾阳；茯苓、生薏苡仁扶脾利湿以塞痰源。诸痼疾之源介，而诸痰瘀之症渐缓解。

▶ **诊后漫话：**

此案属临床罕见病例，少儿更为少见，病因尚不明确。现代西医脑科多以康复、使用激素为主要手段，效果不明显。中医儿科无本症病名记载，书案资料缺失。无奈中，笔者仍坚守对患儿实行全中医药传统辨证、分型、立法、处方、用药，进行全程中医药物治疗。应该说近期临床效果较为满意，在返回外院再行康复治疗时，患儿已能正常活动，其身体基本康复。

这是一次中医对新发疾病的认知、治疗实践，运用的也全为中医传统治疗方法，但离认识该病症，搞清发病原因、机制，从而用立法、立方、用药的规范治疗该病，还十分遥远，有待中医界同仁共同努力去实现。

五十一、小儿湿疹(荨麻疹)案

吴某,男,5个月

▶ **主诉**:出生5个月,随父母回国探亲,面部出疹,瘙痒,哭闹,破溃处渗淡黄色液体。

▶ **诊疗经过**:

诊断为婴儿湿疹。使用马来酸氯苯那敏、异丙嗪无效;使用地塞米松、维生素B₁3天,明显好转。由于家长拒绝使用激素类药物,而转中医治疗。

▶ **中医辨证论治**:

小儿出生于加拿大,父母系不同人种通婚;稚嫩之体、生活环境改变均系出疹之原因,凭其脉症及病儿面部遍生苔藓样疱疹,淡红色,瘙破渗淡黄液体,结痂,以唇边尤甚。指纹淡红,出风关达气关,脉来小弦数,舌淡红,苔薄白微腻。当为生活环境改变,水土不服,风湿之邪浸淫发为湿疹。治当扶脾宣肺,清利湿热,祛风止痒。

▶ **选方**:

择清络饮、蝉花散、葛根芩连汤之方义,加减化裁以治之。

▶ **用药**:

苦桔梗6g	金银花6g	连翘6g	生薏苡仁10g	蝉蜕4g
僵蚕4g	葛根10g	黄芩4g	芦根10g	生甘草4g

上10味浓煎2次,取煎100ml,分3次,早、中、晚服毕,每服30ml。

▶ **疗效观察**:

患儿进药1日后瘙痒减轻,哭闹渐止,效不更方,嘱上方续服3剂。第5日患儿已未起新疱疹,皮屑退去,痂脱落,无瘙痒而愈。为巩固疗效,嘱再进3剂。追访3个月,至患儿返回加拿大,未复发。

▶ **疗效分析：**

小儿因父母系不同人种联姻且出生于国外，初返中国，生活习惯差异，水土不服而受湿热风袭，肺脾受邪，发为风湿疱疹，执上述法则以清热除湿、宣肺止痒。方择苦桔梗宣肺；葛根解肌散热；金银花、连翘、黄芩清热解毒；生薏苡仁、芦根除湿利尿；蝉蜕、僵蚕搜风透络；生甘草调和诸药以和营卫。使风热得宣解，湿热得清利，热邪得散，稚阳之体方安矣。

▶ **诊后漫话：**

患儿为混血儿，应该说有人种特异体质可能，但该婴儿5个月前生活在加拿大，起居饮食均无异常。来中国合肥后，方出现满面奶疹，可能也与地域环境相关，即中医所指的水土不服。治疗中，笔者考虑了人种、地域、环境因素，也禀中医病因病机认识，实施中医辨证论治方法，立法、处方、用药，收效应属满意，也是笔者的一次尝试。患儿的外婆感叹道："这个西方小娃子，生出一脸湿疹，西医西药未能治好，倒是中医中药给解决了问题。"连连称奇。此案例，起码说明中医药和中医辨证论治疗法，对混血患者也是行之有效的，我们进一步探求中医药给其他人种治病，应该也是可行的。望后来者勤奋、努力，让中医药学真正走向世界。

五十二、小儿哮喘案

于某,男,6岁

▶ **主诉:**哮喘家族史。近因感冒、咳嗽诱发哮喘,渐嗽止,只哮喘,已数日。

▶ **诊疗经过:**

患儿哮喘持续3天,来小儿科治疗。端坐、呼吸急促、喉间明显哮鸣音,不咳痰、不发热、口唇发绀,脱水貌。听诊:两肺满布干性啰音。遂给抗感染、少量补给糖盐水,给小剂量地塞米松及喷雾剂后哮喘渐止。但不可停用激素,即使用含激素喷雾剂维持。考虑长期使用激素类药的副作用,家长提出中医治疗愿望。

▶ **中医辨证论治:**

小儿消瘦,面色㿠白虚浮,唇及爪甲淡紫,停用西药后哮疾又发作,张口抬肩,喉间水鸡声,无痰涎,口渴欲饮,脉来虚数。舌质淡暗,薄白苔。此症与先天遗传相关,加之体质羸弱,幼少即行发作,责之在肺肾两脏,当先治后天,哮与喘同治,以观效果。

▶ **选方:**

择参苏饮、杏苏饮、四神丸、麻杏石甘汤、三子养亲汤、葶苈大枣泻肺汤、自制蒌白泻肺汤之方义,加减化裁以治之。

▶ **用药:**

瓜蒌皮8g	桑叶、桑白皮^各8g	苦桔梗10g	苦杏仁8g	炙杷叶10g
蒸百部6g	炙麻绒4g	焦枳壳6g	北连翘8g	苏子6g
白芥子4g	莱菔子10g	地龙10g	蝉蜕4g	僵蚕6g
制半夏4g	橘红6g	川贝母8g	麦冬10g	葶苈子10g
石膏10g	红枣5g	破故纸4g	五味子4g	肉苁蓉6g

首剂26味,浓煎2次,混合去渣取汁400ml,1日4次服药。每6小时1次,每次服100ml。

▶ **疗效观察：**

首剂服毕，患儿哮症大减，喘嗽些微，偶出清稀痰少许，喉间已无水鸡声。听见两肺轻干性啰音，已可平卧。效不更方，嘱继续服上药3剂，服法同前。第4日，患儿已不发作哮喘。嘱用上方10剂量，煎制膏剂1料。每日2次，每服半汤勺，白开水冲服，约1个月服毕。随访4年，未见再发作。

▶ **疗效分析：**

禀上辨证，是方首选瓜蒌皮、桑叶、苦桔梗、焦枳壳开达肺气；再择苦杏仁、炙杷叶、蒸百部、炙麻绒止咳平喘；北连翘疏透肺络，以清虚热；择苏子、莱菔子、白芥子止咳平喘，祛痰养肺；地龙、蝉蜕、僵蚕熄风透络解痉止哮；制半夏、川贝母、橘红止嗽去痰，助宁喘咳；葶苈子、麦冬泻肺宁心；石膏泻肺热平喘；红枣补心脾之气；五味子收敛虚张之肺，伴破故纸、肉苁蓉益肾纳气，固气根。心肺脾肾同治，补泻同投，固纳随之，而达止嗽平哮定喘之功。

▶ **诊后漫话：**

中医认为哮在肺，喘在肾。喘又多发在久病体虚，肾纳气不能。且小儿多咳伴哮，咳而致喘者则少。今小儿咳嗽致哮喘同作者何因？

一是小儿发病与先天有关，即应考虑遗传因素。

二是小儿禀赋虚弱，病期已久，久病伤及气根致哮喘并作。本案用药中遣破故纸、五味子、肉苁蓉为补肾纳气，笔者原也少用，今在哮喘持续不解的情况下，本辨证论治原则而断然使用，果生显效，欣慰之至。此后，又曾治疗数例。每遇哮喘并作患儿，均用此法而见效明显。

另若遇重度感染、痰涎壅盛、痰涎难出的患儿，补肾纳气药需慎用，笔者曾遇有使用上药后出现窒息的危重情况者，故医者当慎之又慎。

五十三、小儿瘰疬(颈淋巴结核)案

白某,男,5岁

▶ **主诉**:右侧颈部肿块,无痛痒(以上家长代诉)。

▶ **诊疗经过**:

2011年5月因咳嗽、低热、盗汗往肺科就诊。经X线摄片及痰培养确诊为儿童结核,遂进行抗结核治疗,半年后诸症状消失而停药。9个月后,发现患儿右侧颈部淋巴结肿大,成串珠状,无触痛,唯又出现低热:T37.5~38.5℃,有盗汗症状,两肺病情稳定,遂再行抗结核治疗,服药5个月,低热盗汗症状解除,但淋巴肿大未消除。家长遂请中医治疗。

▶ **中医辨证论治**:

小儿羸瘦,面色萎黄,精神欠振,纳谷不馨,手足心灼热,右颈部有串珠样瘰核,质软可活动,表面尚光滑,触不痛。脉小弦数,舌瘦质红,少苔少津。舌下静脉淡紫,伴大便干结3~5日一行。拟诊为稚阳之体为虫所累致气虚血少,阴虚火炽,煎灼津液,化为痰核。法当调补气血,养阴清热,兼杀虫以治之。

▶ **选方**:

择自拟抗结核方结核丸、丹参煎、内消瘰疬丸之方义,加减化裁以治之。

▶ **用药**:

丹参10g	制首乌10g	川黄连4g	蒸百部5g	川贝母10g
西洋参3g	川楝子4g	赤芍10g	全蝎3g	僵蚕5g
三七块2g	制半夏4g	天冬10g	麦冬10g	北沙参10g

上15味浓煎2次,取汁300ml,每日3次,每服100ml,连服15剂。

▶ **疗效观察**:

服药半个月,右侧颈部肿块缩小一半。效不更方,嘱继服上方45天后,往西医肺科复查,证实患儿右侧淋巴肿块全部消解。为巩固疗效,遂以上方

10剂,碾极细末,过100目筛,炼蜜为丸,如桐子大。每日服3次,每服5丸,共服60天后停药。观察1年半未见复发。

▶ **疗效分析**:

本案宗益气养阴,消痰活瘀之法。择西洋参益气;三七、丹参、赤芍活血化瘀;择制首乌、川黄连、蒸百部、川楝子、川贝母杀虫,以消病根;再择全蝎、僵蚕、制半夏消化痰核;择天冬、麦冬、北沙参养阴润肺,以除虚火。从而使患儿正气得复,痰核消散,瘰疬得愈耳。

▶ **诊后漫话**:

本案治疗方法,是借鉴1958年安徽省芜湖市第一人民医院中医内科、西医肺科联合治疗肺结核研制的方剂——结核丸加减化裁而来的。当年,朱涛如、杨德鸿两位老先生以丹参、制首乌、川黄连、蒸百部4味药为丸,普治当时对抗结核西药耐药的患者,收到较好的疗效,并做过有关报告。因实验证实上4味中药均具抗、抑结核杆菌的作用。本案在以上药理作用的基础上,归复了中医辨证论治的理念和方法,使其再一次表现出了效果。笔者欲借此说明,现代科技成果是可以和传统中医理论共存、共用的。此一设想若能借鉴于其他疾病的治疗中去,想来是会得到更多的经验体会乃至理论提升的。

目前,在中医辨证论治、立法、处方、用药中,现代药理学知识得以参入是个进步,而且收到更好疗效,足以证明传统理论方法是可以吸纳、包容现代科技成果的。希望这样的思维方式,能受到中医学界的认可与实践,能为中医药防治多种疾病做出贡献。

杂病门

五十四、顽固性风寒湿痹案

方某,女,65岁

▶ 主诉:

　　患者于一年前到美国纽约探亲,居住于新建房屋,后因女儿分娩,奔波劳累过度,半年后而发低热(37.5～38.5℃),经久不退,双下肢水肿,双膝红肿热痛而就诊于纽约某医院,历经3个月未能明确诊断,用药效果欠佳而返回北京,住北京某医院风湿病专科,使用中西两法诊治又3个月余,仍未明确诊断,且疗效不佳。遂返回合肥,邀笔者诊治。

▶ 诊疗经过:

　　在美国先拟诊为风湿热、风湿性双膝关节炎伴关节囊积水,使用青霉素钾盐、激素、镇痛剂、抗风湿类药物均无效。在北京某医院使用激素、抗风湿中医辨证治疗诸方药仍未显效。

▶ 中医辨证论治:

　　患者双膝肿胀疼痛,屈伸受限,步履维艰,届时并未发现双膝关节有红肿热之状况,脉来沉迟,舌淡胖,苔白腻多津,舌下静脉青瘀明显,属风寒湿痹型。

▶ 选方:

　　羌活胜湿汤、自拟虎杖汤加减以治之。

▶ 用药:

| 虎杖30g | 菝葜30g | 寻骨风15g | 徐长卿15g | 桑枝30g |
| 桂枝15g | 忍冬藤30g | 羌活12g | 独活12g | 制草乌5g |

制川乌5g	大秦艽15g	宣木瓜15g	防风12g	川芎15g
赤芍15g	白芍15g			

每日1剂,服药7日,几无效果,且双膝反现红肿疼痛,已不能站立行走。脉见滑数洪大,舌质转红,苔黄厚燥。

病情明显化热,只得改弦更张,用清热解毒、养阴扶正、搜风通络、镇痛法治之。

▶ **用药:**

虎杖30g	菝葜30g	葛根30g	生白芍15g	生赤芍15g
天冬30g	天花粉30g	半边莲30g	僵蚕15g	白花蛇舌草30g
地龙30g	全蝎10g	蜈蚣2条	三七块5g	牡丹皮12g
姜黄15g	延胡索15g	忍冬藤30g	黄芩15g	川黄连10g
生大黄10g	生石膏30g	知母12g	威灵仙30g	生蒲黄15g
五灵脂12g	怀牛膝30g	金钱白花蛇1条		

使用上方后,可谓效如桴鼓,药到症减。双膝红肿顿消,疼痛骤减,然尚不能起立行走,遂嘱仍用上方,服30剂后便起身行路无痛楚,且可参与料理家务。为巩固疗效,预防复发,患者主动索取上药30剂服完,此后患者行动如常人。

▶ **疗效分析:**

患者初诊,因西医不能确诊,用药多为抗风湿类激素、解热镇痛及免疫抑制剂,中医治疗仍遵循舌脉症候判为风寒湿侵之证,均未奏效。吾再三审视症情,仍不能摆脱原来思路,仍以祛风渗湿、祛寒止痛之方药投之。果然未能取效。反复思考:久病正虚,寒湿郁久化火不能外泄,必成寒热夹杂之势。痰浊又瘀塞经血脉络,不通生痛,遂改用天冬、天花粉、生白芍、知母、牡丹皮养阴以扶正;三七活血中蕴有益气伸阳之功;再以大队清热利湿之品虎杖、白花蛇舌草、半边莲、黄芩、川黄连、生大黄、生赤芍;择行血活瘀之剂怀牛膝、生蒲黄、五灵脂;择透脱经络之药僵蚕、地龙、全蝎、蜈蚣、金钱白花蛇和性平之祛风湿药*菝葜*、*寻骨风*、*徐长卿*、*大秦艽*、*威灵仙*与燥湿之羌活、独活、制川乌、制草乌(注:斜体字所示药物在后一方中未列)同用,以期扶正而不助火,清热而不伤正,养阴而不抑阳,温经而不助痰郁,泻下而不伤正气,透络涤痰而不伤络脉,使正气得伸,痰湿净去,经脉得养,气血冲和,邪不得再恋,诸症自除也。

▶ **诊后漫话:**

　　本案中外西医未能确诊,中医诊治也成棘手病例。几经周折,权衡一再,作者最终拟定了"不脱离风湿寒热认证辨病,选用清热解毒、养阴之方药以扶正驱邪"的治则;并证实清热解毒、清热养阴药通过泄邪而达到了扶正祛邪的目的,致邪去正安。本案又进一步证明,清热解毒药的扶正作用,是与驱邪同时获得的,而非邪去而正安,应为正气先振奋而后驱邪外出,故清热养阴药物对风湿痛证化火难愈的治疗机制有待进一步探讨,笔者坦言:变通以上方药和有效方的组成过程中,对清热养阴药虎杖、葛根、天冬、天花粉、白花蛇舌草、半边莲、黄芩、川黄连、生大黄、生石膏、知母,均应用了现代药理研究成果,即诸药物均具抑制机体免疫功能亢奋的作用,而现代病理恰又把上案列为自身免疫性疾病范畴。这是一次尝试,是规律,抑或巧合,有待进一步探讨。

　　本案另一启示:人类社会的进步,自然环境的变迁,新型疾病不断出现,面对新病因、新疾病,中西医均尚无成熟经验,而这一新情况,无疑是中医药事业的一次新机遇、新挑战,中医药应当仁不让地进取之。

五十五、低热不退（系统性红斑狼疮、低热、咳嗽、血尿、蛋白尿）案

卫某,女,40岁

▶ **主诉**:长期低热不退,支气管感染咳嗽,痰稠色黄难出,动则喘、心慌、盗汗、五心烦热、消瘦、乏力,有血尿。

▶ **诊疗经过**:

患者因低热、咳喘、血尿、蛋白尿住院诊治,经检测 LE 细胞和肝肾功能,被确诊为系统性红斑狼疮,使用肾上腺皮质激素氯喹林和抗生素治疗,症情得以缓解,但低热始终不退,体温一直维持在37.5～38℃,血尿、蛋白尿未能控制,消瘦,食欲差、盗汗、倦怠乏力感依然。而转请中医治疗。

▶ **中医辨证论治**:

患者消瘦、面垢、五心烦热、口渴欲饮冷而不可多饮,食少便秘,数日一次大便如羊粪状,溲短赤灼热,夜间烦满难寐或盗汗黏稠。因使用西药激素地塞米松高热未作,咳喘也暂缓解,但终未解除,停用激素则诸症即行加剧。脉来弦滑数,重按见芤象,舌瘦红,上有多个溃疡面,溃疡面边缘有淡黄色脓性分泌物,苔少,中心苔剥脱呈镜面样改变,舌下干、静脉瘀紫,络脉有点状出血点。综上脉症,患者属气阴两虚、肝肾阴劫、虚火炽热、耗津损液之重候,法当气阴双补、滋养肝肾、清热救液再佐祛邪以治之。

▶ **选方**:

择天王补心丹、清燥救肺汤、青蒿鳖甲汤、桑菊饮、千金苇茎汤之方义,加减化裁以治之。

▶ **用药**:

嫩青蒿30g	炙鳖甲12g	地骨皮12g	桑白皮12g	银柴胡12g
生甘草10g	莱菔子18g	百合30g	川贝母12g	芦根30g[先煎]
麦冬30g	天冬30g	南沙参18g	北沙参18g	天花粉30g

制半夏12g	橘红12g	瓜蒌皮15g	地龙15g	白茅根30g
苦桔梗18g	苦杏仁15g	蒸百部15g	炙杷叶18g	苏子12g
僵蚕15g	蝉蜕10g	白花蛇舌草30g		

上方28味,每剂3煎,取汁750ml,每日3次分服,早、中、晚各1次,每服250ml,连服7剂,并续服其他各类药物。

▶ **疗效观察:**

服药3天后,患者咳喘渐止,痰涎转稀薄,量减少;低热退,体温36.7℃。7天后口腔溃疡痊愈,患者面容渐见红润,乏力、疲惫、烦满、便秘、溲赤热、盗汗均逐步消失。脉来濡缓,按之仍虚软,舌转淡红,润白苔渐起,舌下静脉瘀象亦减。患者信心增强,坚持治疗,遂嘱适当加减,从前方加西洋参3g、金石斛15g,再进7剂病情大好,又服药20剂,患者诸症平,生活起居如常人而停药。

▶ **疗效分析:**

系统性红斑狼疮早中期多属阴虚生内热、气阴两虚症型,即便晚期症状也多阴竭于先,阳绝于后。病程中,阴虚火旺病机贯穿全过程,是该病辨证的特征性表现,故治疗本病的任何阶段均应强调以清虚火、滋阴液为首要,遇外邪侵袭时,辨证治疗中也应强调在护阴的基础上祛除外邪。临床用药时,甘温大热、耗劫阴液的药物均应戒除。

▶ **诊后漫话:**

本病西医治疗效果不理想,而全面、周密、细致的中医辨证治疗则能减退或消除症状,稳定病情,减轻病痛,提高生活质量,延长寿命,起到积极有效的作用。笔者以为属中医探索积累的疑难疾病,相信经过长时间工作,是可以总结出较为完善的治疗方略来的。

本案在治疗中,试用了"中药替代"西医激素治疗的方法,收效颇佳,并证明了中医药辨证用药是可以减少乃至最后终止使用激素的。由于本案只属个案,只能作为一次探索、一个苗头。尚需经过长时间、大样本的治疗观察才能获得更成熟、更可靠、可借以推广的经验。此处只为笔者抛砖引玉耳。

五十六、疱疹（带状疱疹）案

李某，男，78岁

▶ 主诉：患带状疱疹10天，化脓感染，疼痛剧烈，夜晚疼痛加剧而不能寐。

▶ 诊疗经过：

患者于8月26日晨起发现自右肩背部向右胁肋间皮肤生多丛疱疹，呈串珠样，疼痛，触之加剧，破溃处流水样脓液，诊断为带状疱疹。使用抗病毒、抗感染、补充维生素和镇痛、皮肤局部护理历十余日，病情未能好转，且出现化脓性感染，尤以疼痛更甚，致彻夜难以安眠，遂转中医诊治。

▶ 中医辨证论治：

患者神情疲惫，消瘦羸弱，右肩至右胁下疱疹、部分吸收结痂，有多处病灶尚破溃流液，并出现病灶周围化脓性感染，患者疼痛难忍，呻吟不止。脉来弦细小数，偶有结代脉，舌体瘦色暗红，苔白干腻，中根覆灰黄干浊苔，舌下静脉青紫如蚯蚓，络脉呈红血怒张状。综上所述，患者年老体弱，气血衰减，受热毒浸淫，灼伤络脉，热盛伤阴血结致络脉阻闭而疼痛炎炎，不可终日。当治以扶正养阴，清热凉血通络，解毒止痛。

▶ 选方：

择清瘟败毒汤、三黄汤、龙胆泻肝汤、白虎汤、血府逐瘀汤、自拟定痛汤之方义，加减化裁以治之。

▶ 用药：

西洋参3g	三七块3g	生大黄6g	龙胆草6g	生石膏18g
大青叶18	半边莲18g	知母6g	金银花15g	青黛3g(包煎)
连翘15g	川黄连8g	黄芩12g	蝉蜕6g	僵蚕12g
全蝎5g	蜈蚣1条	地龙15g	麦冬18g	天冬18g
天花粉18g	芦根30g	生甘草10g	生地15g	牡丹皮10g
山栀6g	蒲公英30g	地丁15g	延胡索15g	姜黄15g

| 乳香12g | 没药12g | 川芎12g | 赤芍12g | 杭白芍12g |
| 白花蛇舌草18g | | | | |

上36味,浓煎3次,取汁800ml,分2天8次服毕,每6小时一次,每服100ml。

▶ **疗效观察:**

患者服药1日,疼痛趋减,当晚安静入眠,次日晨起床,患者精神显振,痛苦状尽去,第二天疱疹周围红疹渐消,溢液及脓性分泌物减少,除触之尚有疼痛发生外,已无痛感,患者欣慰,要求续服中药,因该症皮肤损害恢复后,会长期留有病灶部位疼痛症状不能解除之。遂效不更方,特嘱上药方再进10剂,共服20日。药毕诸症尽解。患者安然如初,追访半年无恙。

▶ **疗效分析:**

执上述论治法则,是方首选西洋参、三七扶正固本,以抑病气,选生大黄、龙胆草、大青叶、青黛、白花蛇舌草、半边莲、金银花、连翘、川黄连、黄芩、牡丹皮、山栀、蒲公英、地丁之大队清热败毒之剂以克服灼热之蕴毒,因不达此剂此量而不足以伏邪耳。再择生石膏、知母、麦冬、天冬、天花粉、芦根、生地清热养阴生津之品,以濡养阴虚羸弱之体,助正气之恢复,又甘寒可以润燥有助止痛之效;三七、赤芍、白芍、川芎以活血行淤,再以蝉蜕、僵蚕、全蝎、蜈蚣、地龙搜透经络,助行血活瘀药以达通则不痛之功,况上5味药尚以镇静安神之功达安神定志之效,间接达到扶正效果;方用延胡索、姜黄、乳香、没药既可行血活瘀,更有直接镇痛之效,笔者遇顽痛,每每用之,效常桴鼓,此间三七1味既可扶正,又可活血,芦根既可清温,又可引热毒自下焦而出;生甘草既可和营、滋养,又可调和诸药耳。

▶ **诊后漫话:**

本病多发于老年体弱,中年人少发。病因多为正气虚衰,卫外不固,毒邪浸渍肌肤而发病。虽病位在皮肤,但提示机体正气衰弱,御邪力弱而发生,故对患此症老年男女,在起病到基本痊愈前后,都应密切关注全身健康状况,防止再有重大感染发生。经验指出:凡患此症的老年男女性,若再有新的重大的肺、肾感染情况,多因自身免疫功能低下,中医称正气衰竭,而预后每多凶险,应予以高度重视。

本案属高龄患病,选方用药中除使用少量扶正药物外,选用了大量清热泄毒、甘寒养阴、凉血的寒凉药,按传统认识有伤正之嫌,而现代中药药理提示:清热、解毒、泄毒药物有提高机体免疫功能的作用,因而此类药物除泄热、解毒之外,应进一步认识到它们的扶正作用及补药的功能,这一见解为笔者多次应用,证实确有较好效果,有进一步探讨研究价值。

五十七、口舌糜烂(顽固性口腔溃疡)案一

黄某,女,54岁

▶ 主诉:口舌破溃、疼痛二十余年。

▶ 诊疗经过:

　　患者顽固性口腔溃疡,黏膜舌体多处溃疡伴糜烂灶,有脓性分泌物,呈灰黄、灰绿色,疼痛剧;日略轻,夜重明显,早年于经期加重,绝经后依然发作,且呈持续,不能愈合,饮食疼痛更剧,曾长期使用雌激素、泼尼松、抗生素、维生素治疗未能奏效,遂转中医诊治。

▶ 中医辨证论治:

　　患者形容消瘦面垢肤焦,时烦躁易怒,脉来浮滑数,舌质干瘦色淡红,舌苔干黄少津,舌体上、下、侧面及口腔内多处有绿豆、黄豆大小溃疡面,面上浊腻,触及疼痛加剧,擦拭血性流出,舌下静脉混浊瘀紫。症属阴虚津少,营卫失和,湿浊化热,浸淫口腔,发为破溃糜烂之症。法当清热解毒、搜透络脉、调和营卫、清热解毒、凉血活血以治之。

▶ 选方:

　　择大黄牡丹皮汤、白虎汤、龙胆泻肝汤、丹栀逍遥散、黄连泻心汤、甘麦大枣汤、知柏地黄丸、黄连上清丸、青黛散之方义,加减化裁以治之。

▶ 用药:

生大黄10g	龙胆草10g	川黄连10g	黄芩10g	连翘15g
金银花18g	大青叶30g	生赤芍15g	杭白芍15g	青黛5g(包煎)
牡丹皮15g	生山栀10g	天冬30g	天花粉30g	龟板12g(先煎)
玄参30g	鲜生地18g	麦冬30g	生甘草10g	芦根30g
半边莲30g	蒲公英30g	地丁15g	僵蚕15g	白花蛇舌草30g
全蝎10g	蜈蚣2条	生石膏30g	知母12g	紫油桂10g

上30味药,每剂浓煎3次,混合取汁800ml,每日4次,每服200ml,连服7剂。

▶ **疗效观察:**

服药7天后再诊:患者面容垢轻,精神渐复,称口内已不疼痛,进饮食已无不适,口腔内及舌体原数枚溃疡点已愈合,舌质红,苔薄白腻。舌下静脉瘀浊转清晰,可见淡紫色血管。效不更方,以上方去生大黄、龙胆草、知母、生石膏,加西洋参3g、金石斛10g继服15剂,煎法从前,每日2次,每次200ml,共服药17天,诸症痊愈。生活起居正常,未再发作。

▶ **疗效分析:**

辨证所述,患者属气血津液具少,虚火炎炎之体,然脾土又久蕴湿热,故虚实之火相兼为祟,故治疗当滋阴养液与苦寒泻火并用。方以生大黄、龙胆草、川黄连、黄芩、金银花、连翘、大青叶、青黛、牡丹皮、生山栀、蒲公英、地丁大剂清上中下三焦实火以釜底抽薪,平抑上焦实火控制症状,燥热平则灼热自平。再择生赤芍、杭白芍、龟板、天冬、天花粉、玄参、鲜生地、麦冬、生甘草、芦根大队甘寒清热凉血之品以补肝肾之阴,阴液充而虚炎之火自平。白花蛇舌草、半边莲、蒲公英、地丁为助以上清热解毒之功;方中僵蚕、全蝎、蜈蚣可搜风通络以助清热解毒之药效抵达患处。而知母在清心肾之火中,滋肝肾之阴,并助诸药达下焦。紫油桂为交通心肾、引火归元之用。故三焦火平,阴液得长,心肾交泰,燥火始平,病方可痊愈。

▶ **诊后漫话:**

口腔溃疡临床多见,有其顽固难愈的特点,西医治疗方法较多,但多不离抗生素、抗病毒、补充维生素、激素治疗,临床效果不满意。笔者使用辨证论治治疗本病,效果较好,体会如下:

一是坚守中医辨证论治原则治疗本病,是治疗该病的前提和保证。

二是清热解毒、清热凉血、清利湿浊、调和营卫为其主法。

三是使用清热凉血养阴和营药物时,体会到抗微生物、抗病毒(主要为清热解毒)中药和富含植物维生素(主要为滋阴凉血)中药,其作用明显优于化学合成之抗生素、抗病毒药和维生素 B_2、维生素 C 等,彰显了疗效显著的特色,是值得我们深入探讨的课题。

四是虫药在该病的治疗中也体现了明显的效果,中药理论认为其具有搜剔通络、以毒攻毒的功效,其具体的作用机制尚需我们进一步发掘。

五十八、口舌糜烂(糖尿病伴二重感染，口腔弥漫性炎症、溃疡) 案二

瞿某，女，85岁

▶ **主诉**：消渴症，消瘦、低热、口干渴、多尿，二重感染伴重度口腔溃疡、糜烂、疼痛已数月。

▶ **诊疗经过**：

　　患者患1型糖尿病已数十年，血糖持续偏高。反复出现继发性支气管、肺、尿道、口腔感染，低热不退，行降糖、抗感染、激素治疗，病情时轻时重，近因泌尿系统重度感染，行大剂量多种抗生素联合应用治疗后，出现口腔二重感染，口舌大面积溃疡，糜烂、疼痛，西药难以奏效，遂转中医会诊。

▶ **中医辨证论治**：

　　患者消瘦明显，大肉将脱，皮肤干燥，皱折累累，神疲气衰，语声低微，不能食，呻吟不止。脉来小弦细数，重按则无，伴结代促脉频现，舌瘦色红、苔剥津少，舌面、侧、背多个溃疡糜烂灶灼痛明显，口腔黏膜多处糜烂。症属气血大伤，营阴不足，虚热炽盛，化火灼伤经脉而生疮疡，溃破疼痛不止，治应扶抑同投，益阴精泄火毒，在护养气阴的前提下，以清热解毒治之。

▶ **选方**：

　　择朱涛如老先生自拟白扁豆汤、清瘟败毒散、青黛散、黄连上清丸、丹栀逍遥散之方义，加减化裁以治之。

▶ **用药**：

西洋参5g	淮山药30g	莲子心10g	大青叶30g	青黛2g^(包煎)
金银花15g	连翘10g	黄芩15g	葛根18g	川黄连6g
赤芍12g	杭白芍12g	牡丹皮12g	山栀10g	麦冬30g
天冬30g	天花粉30g	野百合30g	知母12g	川黄柏12g
全蝎10g	蜈蚣2条	僵蚕15g	半边莲30g	白花蛇舌草30g

芦根30g　　生甘草10g　　蒲公英10g　　地丁15g　　　黑玄参30g

鲜生地30g　金石斛15g

上32味药,浓煎3次,混合取汁600ml,分2天4次服毕,每日2次,每次服150ml,连服3剂。

▶ **疗效观察:**

首剂2日服毕,患者低热退,体温自37.8℃降至36.7℃。口干、多饮、多尿明显减轻,尿灼热、疼痛消失,口腔破溃、糜烂、灼痛减轻,破溃处白膜及脓性分泌物均减少或吸收,脉渐有力,呈小数。舌质出现红润,渐生薄腻苔,唯精力尚不支,纳食欠佳。遂以上方,每剂改为3日服完,每日2次,每服100ml。共服3剂后停药。患者生活起居正常,随访至今,未再发。

▶ **疗效分析:**

患者年高,气阴两亏,阴虚火旺,心脾火炽,灼伤口舌,而生溃疡。治病必求于本,又当不误治标。是方择西洋参、淮山药益气扶脾;择杭白芍、麦冬、天冬、天花粉、野百合、知母、黑玄参、鲜生地、金石斛挽心脾肺肾之阴;择莲子心、大青叶、青黛、连翘、金银花、黄芩、川黄连、川黄柏、赤芍急泻其火,蒲公英、地丁、白花蛇舌草、半边莲清热凉血解毒,其中白花蛇舌草、半边莲于清热解毒中又寓有扶正固本之功;方中全蝎、蜈蚣、僵蚕透托络脉,解毒生肌,可达和营之功,貌似攻伐而实为扶正矣。

五十九、干燥症(围绝经期无汗,口舌咽干、欲饮不止)案

邹某,女,50岁

▶ 主诉:全身无汗、口干咽燥、引饮不绝已数年。

▶ 诊疗经过:

患者10年来全身无汗,皮肤干燥,毛发干枯,口干渴,咽如物阻。饮食尚畅,唯终日大渴引饮,经诸项检测诊为干燥症。使用雌激素疗法、多种维生素类药物、发汗剂均无效,遂转中医治疗。

▶ 中医辨证论治:

患者消瘦,面色垢,肌肤甲错,周身无汗,口舌干燥少津,咽如梅核阻,终日干渴而饮水不止,大便干结,溲尚畅,脉来细涩,舌淡红,苔白干薄,舌下少津,静脉不显,首判为气虚血少、阴液干竭、营卫运行失和而无以濡养经脉,滋养脏腑,托汗外泄。又值夏令,遂用峻补气阴与宣达脏腑、开达毛窍之剂以治之。共服7剂,未见效果。再斟酌脉症中有烦躁烘热频作,并有明显消瘦之虚劳症候,遂改弦更张,在养阴滋液前提下疏肝解郁、清营凉血、调和营卫,再佐辛凉透托之剂。

▶ 选方:

择柴胡疏肝汤、青蒿鳖甲汤、金铃子散、甘麦大枣汤、清燥救肺饮诸方之方义,加减化裁以治之。

▶ 用药:

春柴胡15g	广郁金15g	生赤芍15g	生白芍15g	金铃子10g
焦枳壳12g	乌梅肉12g	佛手15g	玫瑰花15g	绿萼梅12g
炙甘草10g	麦冬30g	红枣7枚	淮小麦30g	嫩青蒿30g
地骨皮15g	生地18g	黑玄参30g	银柴胡15g	天冬30g
天花粉30g	金石斛15g	龟板12g	生麻黄12g	牡丹皮12g
山栀10g	炙鳖甲12g^(先煎)	生石膏30g^(先煎)		

上28味,浓煎3次,混合取汁750ml,每日3次,早、中、晚分服,共服7天。

▶ **疗效观察:**

患者服毕上药,精神舒缓;焦虑烦懑、烘热显著减轻,微汗出,口干咽燥明显缓解,口腔内有津液出。胸中压抑解除,自觉皮肤湿润感,脉来缓数弦象减,舌红润,起薄白苔,舌下静脉润而略显。效不更方,上方加桔梗15g,再行上达肺气,生石膏30g,清热养阴促汗。30剂后,患者诸症尽解。生活起居如常人,随访4个月,患者安然。

▶ **疗效分析:**

患者体质虚弱,气血虚少,脾肾之气不能鼓舞肺气,又值更年期营卫失和,脏腑气血津液益加耗损,致阴阳失和,阴亏液少,阳燥越于肌肤,而生无汗。内热久郁遂诸燥热蜂起,营卫诸症显现。故阳鼓汗不能出,又大剂清热泻下伤阴,燥邪更甚,症不能解。遂改弦更张,通过疏肝解郁、滋补肝肾、调和营卫,以求治本而解标。

方择春柴胡、广郁金、生赤芍、金铃子、佛手、玫瑰花、绿萼梅疏肝以解郁;杭白芍以养血;焦枳壳以破气结;嫩青蒿、炙鳖甲以养阴清虚热;更用大剂生地、黑玄参、天冬、天花粉滋补肾阴,以益水之元;金石斛系养阴滋液益气之佳品;牡丹皮、山栀直泻肝肾之虚火,而不伤及脾气;方中仍用生麻黄为力挺肺气宣达;生石膏清热生津中又可助麻黄鼓汗液出。诸药各司其职,既能互补以增药效,又能消融不良反应,共促患者渐向康复。

▶ **诊后漫话:**

本案在辨证中首先虑及气血虚少、阴液干竭,不能内濡脏腑外托汗出,治疗中一味峻补气阴、开达毛窍,而未顾及调和气血营卫,故未见效果;当更改治疗法则,强调在养阴滋液的前提下疏肝解郁,清营凉血中调和营卫,再佐辛凉透托之剂,从而达到汗有源、气血畅、毛窍开而汗自出之目的。笔者循此法又诊治过数例,均显出较好疗效,故称其为"滋清鼓"同投之法,鼓即鼓其肺卫,托汗而出之意。

本案属临床疑难病，少发且多为女性患者，西医主要使用激素疗法，效果不明显，且长期使用激素副作用突出，往往不被患者接受。笔者以为使用中医辨证论治疗法，佐以能够替代激素疗效的和营方药，既可收到较好疗效，又可防止激素引发的不良反应，是可以探索的方向。

六十、伸舌症(舌神经炎)案

张某,男,42岁

▶ **主诉:**感冒后舌体麻痒,躁动,数日后发展为伸舌、收舌则窒息样难忍,至今已伸舌不能回缩。

▶ **诊疗经过:**

患者因感冒发热就诊于西医内科,服用解热镇痛药、抗病毒药后,感冒症状解除,遂发生舌体自根部向舌尖躁痒,搅动舌体情绪略安,静止则出现舌体伸向口腔外。渐伸渐长,数日后竟伸向下颏部不能缩回,诊为病毒性舌下神经炎,而使用抗病毒、补充维生素类药物无效,转神经内科,拟诊为自主神经功能紊乱、癔症而使用镇静药物数周,仍未显效,遂转中医内科诊治。

▶ **中医辨证论治:**

患者面容愁苦,口大张,流涎不止,舌体劲伸口外,抽动不止,因舌面伸延日久,体僵直不能言语,舌色晦暗,苔干黄,舌下静脉瘀曲,唇干裂。脉弦滑数疾。揣数怪异症状,不离风、火、痰、瘀,且虑及先前外感之疫疠外邪之留恋。法当清热败毒,凉血熄风,涤痰通络,养阴生津以治之。

▶ **选方:**

择防风通圣散、牵正散、二陈汤、清瘟败毒散、安宫牛黄丸之方义,加减化裁以治之。

▶ **用药:**

生大黄15g	牡丹皮15g	葛根30g	黄芩15g	川黄连10g
龙胆草12g	赤芍15g	杭白芍15g	僵蚕15g	白花蛇舌草30g
全蝎10g	地龙30g	北连翘15g	生石膏30g	金钱白花蛇1条
大青叶30g	板蓝根30g	生甘草12g	麦冬30g	石斛12g
芦根30g	生牡蛎30g(先煎)	石决明30g(先煎)		生龙骨15g(先煎)
鳖甲12g(先煎)	炮甲12g(先煎)			

上26味,浓煎2次,混合取汁600ml,上、下午分服,每服300ml,连服7剂。

▶ **疗效观察:**

首剂服毕,患者即自觉口腔唇舌松弛。舌略回缩;第7剂服毕,舌体变小且全部回缩于口腔内,精神情绪渐趋稳定,遂效不更方,嘱续服7剂,患者诸疾大好,口舌已无不适;再嘱患者继续服药1周后停药,随访多年,未见复发。

▶ **疗效分析:**

据患者病理变化和上述治疗法则,是方首选生大黄、牡丹皮、川黄连、黄芩、龙胆草、板蓝根、大青叶清热、泻火、败毒;择赤芍、杭白芍凉血、活血、养血;择鳖甲、生牡蛎、石决明平镇肝风以柔肝筋;择僵蚕、全蝎、炮甲、金钱白花蛇搜透脉络、涤痰、熄风止痉;择麦冬、石斛、芦根滋阴、养液、润燥;此外择白花蛇舌草、北连翘可于清热解毒中扶持正气,搜通脉络;生石膏清热、润肺、生津;炮甲透络力强,助鳖甲柔肝筋通肝络;葛根清热解肌,舒缓筋脉;生甘草一以调和营卫,二可解诸虫药之毒。使治病药效更加彰显。

▶ **诊后漫话:**

本案发生于感冒后,西医拟诊为病毒性舌下神经炎,使用常规治疗效果不显。中医辨证论治认为风火痰瘀侵袭致病,且注意到症状发生前的疫毒侵犯,使用上述治疗,效果明显。本案提示:"疫毒多重候,顽疾多痰瘀"学说的正确性和实用价值。笔者认为,大队清热解毒药物,如白花蛇舌草、生大黄、龙胆草、大青叶、板蓝根的使用起到重要作用,证实了清热解毒药物可通过"泻毒清火"而提高患者驱邪外出的能力(即扶正祛邪作用),西医称之为"提高机体免疫功能"。由此,引申出清热解毒、清热泻下、清热凉血、清热熄风诸药,并非是只具攻伐作用的"虎狼药",其因泻下等作用而引发的扶正作用,是一种对传统中医药理论具挑战性的新观点,值得我们重视并研究。

六十一、鼻渊(化脓性鼻窦炎)案一

邢某,女,23岁,学生

▶ 主诉:鼻息不通,流黄绿色夹血性脓液,头痛头昏,已历十余年。

▶ 诊疗经过:

　　鼻塞、流涕、多喷嚏、嗅觉障碍十余年,诊为过敏性鼻炎,伴重度感染,使用麻黄素、激素、抗生素控制;呈间歇性发作状态。近年来发作频繁,鼻塞加重,持续流黄绿色脓性分泌物,间或夹有血性分泌物,并出现头昏,上额窦、鼻旁窦胀痛、失眠等症状。继续以上治疗方法,均不奏效,遂转中医治疗。

▶ 中医辨证论治:

　　患者面容憔悴、神疲乏力样,鼻塞用口呼吸,头痛绵绵时有阵发性枕颞部剧痛,涕稠黄夹有血丝,嗅觉减退,伴口干咽痛、耳底胀痛、音重浊,痛剧时不能言语,发声耳底即剧痛。时有低热。脉来弦滑数,舌质红,苔干黄厚腻,舌下静脉轻瘀。症属风热头痛,痰浊血瘀,法当清热解毒、搜风通络、涤痰凉血、宁络通窍治之。

▶ 选方:

　　择大黄牡丹皮汤、通窍活血汤、三黄汤、葛根芩连汤、白虎汤、苍耳子散之方义,加减化裁以治之。

▶ 用药:

生大黄10g	黄芩15g	川黄连10g	葛根30g	辛夷花12g
苍耳子12g	蔓荆子30g	白芷12g	藁本12g	防风12g
防己10g	生薏苡仁30g	金银花30g	连翘15g	白花蛇舌草30g
半边莲30g	大青叶30g	生赤芍15g	生白芍15g	青黛5g(包煎)
三七末3g(分吞)	川芎15g	蝉蜕10g	僵蚕15g	全蝎10g
蜈蚣2条	蒲公英30g	地丁15g	延胡索15g	姜黄15g
川楝子10g	芦根30g	薄荷12g	生甘草15g	葱白10根(后下)

生姜10g^(后下)

上药7剂,每日1剂。

上36味,浓煎3次,混合取汁750ml,分3次服完,每服250ml,连服7天。

▶ **疗效观察:**

异地患者,无反馈信息。

▶ **疗效分析:**

据上述病因病机之改变和辨证施治原则,选生大黄、黄芩、川黄连、金银花、连翘、白花蛇舌草、半边莲、蒲公英、地丁、大青叶、青黛等大队苦寒之品以清热泻火解毒,又择生赤芍、生白芍、三七、川芎行血活瘀以治顽疾,择辛夷花、苍耳子、白芷、藁本辛香走窜之品开窍通络,祛除浊气;蝉蜕、僵蚕、全蝎、蜈蚣加强透络解痉止痛之功;防风、防己、生薏苡仁祛湿固卫;芦根、薄荷、生甘草清凉宣解和营;葱白、生姜为引助宣解通窍之力,和解诸药以资解诸药之毒;方中使用姜黄、延胡索、川楝子行气活血疏肝以达直接止痛之目的。故服药30剂后,诸症尽去而康复。

▶ **诊后漫话:**

本案例正实邪也实,加上清热解毒药也可扶正祛邪的新见解,是笔者大胆使用大队,乃至大剂量清热解毒方药治疗本病的又一尝试,疗效令人满意。

已往病例,笔者很少使用虫类药物治疗鼻渊(即鼻窦炎症),因本例患者多喷嚏、嗅觉障碍而萌生了使用大剂多种虫类药物的想法。使用后以上两种症状戛然而止,其他症状也霍然减轻,疾病迅速痊愈。由此派生出"虫类药物具抗过敏、修复末梢神经如嗅觉神经的作用"的观点。后经多例患者使用,同样表现出较好效果。由此笔者又派生出"虫类蛋白质,包括带有毒性的蛋白质,对促使神经炎症消解,促进神经纤维(包括神经细胞)功能恢复有着积极的作用"的观点。以往临床在治疗脑血管意外性伤,神经、精神创伤及退行性神经功能减退的过程中,中医界亦每多使用虫类药物平肝熄风,搜风通络,均具较好的作用。

　　以上实践启发我们：应在中医使用虫类药物经验的基础上，深入探讨以上药物对中枢神经及周围神经系统疾病、创伤的治疗方法，从理论到实践上，提升对该类药物的认识，并指导临床。在规范用药、毒副作用的预防以及剂型、剂量上提出更安全、有效的标准等。

六十二、鼻渊(过敏性鼻窦炎伴感染而引发头痛)案二

邢某,女,23岁

▶ **主诉**:13岁鼻塞流清涕,20岁出现流黄绿色脓性浊涕,伴出血、头痛、失眠、乏力、神疲已4年。

▶ **诊疗经过**:

患者因鼻塞、流脓性浊涕伴鼻出血、头痛、头昏就诊,经检查诊断为过敏性鼻炎,侵犯鼻窦、鼻旁窦、上颌窦并发化脓性感染而出现鼻塞、头痛剧烈、失眠、头昏发晕而就诊,经抗过敏,抗感染,鼻窦、鼻旁窦、上颌窦穿刺等治疗收效甚微,已无法坚持学习和正常生活,遂转中医科治疗。

▶ **中医辨证论治**:

患者面容垢,烦躁不安,鼻塞用口呼吸,鼻息恶臭,流黄绿色脓涕,夹血丝或发鼻衄。头昏胀痛,甚时致失眠,食少,注意力不集中而不能坚持学习。脉浮滑数,舌质红尖边赤,满干黄白相兼之浊厚苔,根尤甚。仍属正实邪也实之象,病机为湿热浸淫上焦,肺气壅,脾湿聚,久郁化热,上乘清阳而致诸多症状。宜清宣窍络、清利湿热、凉血活血、止血止痛以治之。

▶ **选方**:

择苍耳子散、荆防败毒散、银翘散、防风通圣散、通窍活血汤之方义,加减化裁以治之。

▶ **用药**:

生大黄10g	龙胆草10g	生石膏30g	川黄连10g	黄芩15g
金银花15g	连翘15g	薄荷12g	辛夷花12g	苍耳子12g
香白芷12g	藁本12g	蔓荆子12g	赤芍15g	白芍15g
牡丹皮12g	山栀12g	大青叶30g	白花蛇舌草30g	
半边莲30g	蝉蜕10g	僵蚕12g	全蝎10g	蜈蚣2条
地龙18g	延胡索15g	芦根30g	白茅根30g	生甘草10g
川芎15g	三七块5g	生薏苡仁30g	青黛5g(包煎)	葱白10根

生姜10g

上35味,每日1剂,每剂3煎,混合取汁750~800ml,分3次早、中、晚各服250ml左右,连服7剂。

▶ **疗效观察:**

患者服上药7剂,症情大减,鼻息通、浊涕止、头不痛、不昏,精神振,已恢复上课。因患者远在北京,无条件再行复诊。遂嘱效不更方,持原处方在京继续服用至60剂后,原诸症尽除而停药,追访8年,未再复发。

▶ **疗效分析:**

患者原系过敏性鼻炎,属中医风类疾病,反复发作,并发化脓性感染并浸渍诸窍,湿热蕴结,伤经损络而致黄绿色浊涕,血热妄行而外流;湿热壅阻灼伤太阳、厥阴、少阳经络而生头痛昏蒙。本方执疏风散热、清热除湿、凉血通络止痛为宗旨,选生大黄、龙胆草、川黄连、黄芩、金银花、连翘、牡丹皮、山栀、大青叶、青黛、白花蛇舌草、半边莲诸清热解毒之品,重剂清热;再择薄荷、辛夷花、苍耳子、香白芷、藁本、蔓荆子、蝉蜕疏风热,通窍络,止头痛;择赤芍、白芍、三七、川芎活血祛瘀,祛腐生新;芦根、白茅根、生薏苡仁凉血、止血,引湿热下行;再择蜈蚣、僵蚕、全蝎、地龙增其通络镇痛、止痉之作用;生甘草和营,调和诸药;葱白、生姜为引,去诸虫毒,并增强疏风通络之效。诸病因除,肺之宣窍功能复,诸痛楚解。患者得以康复是由矣。

▶ **诊后漫话:**

本案属症情重笃,但邪实正亦实案例,因而笔者在急治其标法则的指导下,采取清热解毒泻下之重剂,攻伐荡涤湿热蕴毒,一举克邪,缓解症情。此中所用方药与其他湿热疫毒症的用药相仿,体现了异病同治,且获较好疗效。所要关注者,则是一定要确切辨明邪实正亦实本质。邪重正虚的患者则需另当别论了。

鼻窦炎多因上呼吸道炎症施治不当,迁延而成。故临床每遇初感患者,特别是青少年患者,当早施固表、宣解、祛邪之剂,以防症情迁延而成是症者。

六十三、痤疮(顽固性痤痘伴感染)案

梁某,男,29岁

▶ **主诉**:面部生青春痘已2年,近期加重,颜面、下颏及胸背部均起,且伴感染,红肿疼痛,压之溢脓,以额部及下颏为重,多方治疗使用中西医药物日久,均不奏效。

▶ **诊疗经过**:

颜面及胸背部多发性痤疮伴感染就诊于皮肤科,因汗腺口红肿溢脓,病灶成片扩散。而使用广谱抗生素近1个月,效果不显著,遂使用激素类药物,致用药期炎症暂时缓解,停药则炎症蜂起,病情恶化,而转中医治疗。

▶ **中医辨证论治**:

患者颜面部傍及颏下及胸背部痤痘丛生,根脚红肿溢脓,有数株痘痤化脓后相连成片;患者痛痒难受,烦躁不安,脉来浮洪滑数兼见;舌质深红复黄厚浊腻苔,且中根干裂,舌下静脉暗红,络脉怒张色鲜红,一派上中焦实热火毒之象,法当宣肺清热泻下,清热凉血治之。

▶ **选方**:

择白虎汤、三黄汤、五苓散、银翘散、六一散、千金苇茎汤之方义,加减化裁以治之。

▶ **用药**:

生石膏30g(先煎)	生大黄30g	牡丹皮12g	龙胆草12g	金银花30g
连翘15g	大青叶30g	青黛5g(包煎)	白花蛇舌草30g	半边莲30g
金钱白花蛇1条	全蝎10g	僵蚕15g	葛根30g	川黄连10g
黄芩15g	蒲公英30g	地丁15g	猪苓30g	生山栀12g
芦根30g	白茅根30g	生赤芍15g	川芎15g	桑白皮12g
薄荷12g	蝉蜕12g	生甘草10g		

上28味,浓煎2次,混合取汁600ml,分2次分服,连服7剂。

▶ **疗效观察**:

患者服上药7剂,面部、下颏、胸部感染之痤痘尽行消退,无新痤痘出现,脉来小弦,舌质转淡红,干黄浊腻苔尽退,转薄白腻苔,舌下静脉清晰,遂嘱服上药2周,各部痤痘尽除,舌脉症转正常而停药。随访5年,未复发。

▶ **疗效分析**:

据病因病机之分析和辨证施治之原则,首选生大黄、牡丹皮、龙胆草、金银花、连翘、大青叶、青黛、川黄连、白花蛇舌草、半边莲、黄芩、蒲公英、地丁、生山栀以清热解毒,解除炎炎上泛之实火;择生石膏清上焦之火以润肺,葛根解肌以护肤,使清热泻火之剂得以通达肺卫。再择金钱白花蛇、全蝎、僵蚕搜透络脉,以使营卫冲和,血脉畅达;择猪苓、川芎、生赤芍、芦根、白茅根清热利湿,活血凉血;桑白皮、薄荷、蝉蜕宣肺疏风,以清表卫;生甘草和营且可调和诸药。

▶ **诊后漫话**:

读者可能注意到案宗前后多例不同病证名的疾病,如疱疹(带状疱疹)、风疹、口舌糜烂(顽固性口腔溃疡)、伸舌症(舌神经炎)、鼻渊(化脓性鼻窦炎)和本案痤疮(顽固性痤痘伴感染)等,均在中医辨证论治原则的基础上,重用了多味、大剂量清热解毒、清利湿热、活血通络的药物。其中,清热解毒药几乎每案都使用了。其理由:一是以上诸案例确具有实热火毒的病因特征和临床舌脉症的表现;二是笔者对清热解毒药均赋予了"扶正祛邪"的新意,即没有把它们视为只具攻伐作用的虎狼药物。

临床实践证明了笔者的推理。当然,患者体质各有差异,气血阴阳各有盛衰,疾病归转各有不同,临床症状亦不尽相同,故仍应坚守辨证论治不放。补、疏、滋、益当在准确掌握病因病机的前提下,对症用药。以上诸案例均有体现,请读者辨析。

六十四、风疹（荨麻疹伴消化道、呼吸道受累）案一

黄某,女,38岁

▶ **主诉**:全身起疹,瘙痒,面目、四肢尽肿,伴咳嗽、哮喘、胃疼、呕吐、腹绞痛、腹泻。已1个月。

▶ **诊疗经过**:

诊为过敏性荨麻疹、划痕症阳性,过敏原测定为多种物质过敏,经抗过敏、脱敏、维生素等药物治疗,效果不好,遂往中医内科就诊。

▶ **中医辨证论治**:

患者面睑唇颊皆为白色凸起疹块所累,面目虚浮、唇厚,胸背四肢疹块累累,甚至有斑疹重叠;胃脘绞痛、呕吐时作,吐清稀涎沫,溲少色黄,腹泻时作,多稀便沫,舌质淡尖赤,苔满白腻、中根黄厚浊腻,舌下静脉深红色无瘀象。脉弦滑数,是症阴盛风寒湿侵袭,郁久化热倾向,发于皮肤则躁痒不宁,发于肺则哮喘骤起,痰涎壅盛,发于胃肠则疼痛、呕吐腹泻作。观其舌脉诸症,风寒湿侵袭日久,郁于内渐而化热,湿热迫急制碍表卫。治法首应祛风寒湿邪,佐清热利湿之剂,辅以止嗽平喘、除痰和胃安肠耳。

▶ **选方**:

择荆防败毒散、参苓白术散、银翘散、二陈汤、五虎追风散之方义,加减化裁以治之。

▶ **用药**:

防风12g	防己12g	荆芥穗12g	白术10g	生薏苡仁30g
生大黄10g	北连翘15g	川黄连10g	黄芩15g	地龙15g
蝉蜕10g	僵蚕15g	全蝎10g	蜈蚣2条	橘红12g
苦桔梗15g	苦杏仁15g	蒸百部15g	炙杷叶18g	制半夏12g
川贝母12g	赤芍15g	炒白芍15g	炙甘草10g	麦冬15g
川芎15g	葛根30g	芦根30g	桑白皮12g	薄荷12g

川桂枝12g	焦枳壳12g	川楝子10g

上33味,浓煎3次,取汁800ml,每6小时1次,每次200ml,1日服毕。

▶ **疗效观察:**

首剂服毕症情大减,皮肤瘙痒,疹块尽收,咳嗽骤减,痰成淡白,咳出量少,腹痛减,次日大便成形。脉来小弦,舌淡苔薄。效不更方,再进6剂,诸疾转安。为巩固疗效,以上方再服7剂,每剂做2日服,每日2次,每次200ml,共服14日,全疗程共服药14剂,服用21天而痊愈。

▶ **疗效分析:**

如辨证分析、论治法则所述,是方首选防风、荆芥穗、苦桔梗、葛根、薄荷、桂枝解在表之风寒;再择白术、生薏苡仁健脾渗湿;择生大黄、川黄连、黄芩、北连翘解毒、清郁火且燥湿;择蝉蜕、僵蚕、全蝎、蜈蚣、地龙镇静熄风,搜风通络,为除疹、止痒之要药;再择苦杏仁、蒸百部、炙杷叶、制半夏、川贝母、橘红、麦冬、桑白皮以止喘濊、宁咳嗽、祛痰涎;择赤芍、白芍、川芎以行血、活血、祛瘀中通络熄风;方中赤芍、炒白芍、橘红、制半夏、焦枳壳、川楝子可理中温肠,以助止泻之功;芦根可润燥、引湿热之邪从下焦而出;川桂枝、炙甘草虽甘温,但可温中和营,以调和诸药。是方使用生大黄除上述旨意外,还借鉴先贤教导:"大黄每对顽疾有去腐荡涤生新之功要。"因本病症情复杂,延日甚久,故选用于方中,果不虚言耳。

六十五、风疹(过敏性荨麻疹)案二

黄某,女,38岁

▶ **主诉:** 因食海鲜,周身瘙痒,搔之瘰起红色疹块,破处渗血,反复发作已3天。

▶ **诊疗经过:**

患者原有过敏性鼻窦炎、过敏性哮喘症且反复发作,曾做过过敏原检测及脱敏治疗,效果不好,迁延成慢性已多年。近因食海产品引发全身性荨麻疹,起风团、皮肤发红隆起、搔破处出血,做抗过敏治疗无效,遂转中医诊治。

▶ **中医辨证论治:**

患者有过敏症家族史,其子9岁,也患有过敏性鼻窦炎、支气管哮喘。此次发病,先皮肤起疹,搔之瘰起、发红,破处出血,继而哮喘、咳嗽、鼻塞迸发,痰多,涕浊、色黄绿,夹少量血丝。患者咽喉干燥灼痛,痰难出,欲冷饮,脉来洪滑数,舌质红,苔黄厚腻,唇干燥裂痕,诸症遇风热加重。综上,患者属阴虚血燥之体,多为风热引发而成以上诸症状。当标本兼治,以清热、疏风、凉血治其本;以宣肺透表、止咳、平喘、涤痰宁其肺,标本同治以期奏效。

▶ **选方:**

择清燥救肺汤、三子养亲汤、犀角地黄汤、苍耳子散、五虎追风散之方义,加减化裁以治之。

▶ **用药:**

防风12g	防己12g	生大黄10g	金银花18g	连翘15g
葛根30g	川黄连10g	黄芩15g	大青叶30g	青黛5g^(包煎)
薄荷10g	菊花12g	苦桔梗18g	苦杏仁15g	蒸百部15g
焦枳壳12g	苏子12g	牛蒡子15g	射干12g	芦根30g
白茅根30g	鲜生地18g	制半夏12g	麦冬18g	天冬30g
天花粉30g	蝉蜕12g	地龙18g	僵蚕15g	白花蛇舌草30g
野百合30g	半边莲30g	赤芍18g	杭白芍18g	牡丹皮12g

山栀12g	生石膏30g	川芎12g	生甘草15g

上药1剂39味,浓煎3次,混合取汁1 000ml,分4次2天服毕,每日2次,每服250ml。

▶ **疗效观察:**

首剂服毕,病情骤减,疹收,鼻息通,咳喘减,浊涕转稀薄。效不更方,嘱上方再取3剂,共服6天,后诸症尽退,为巩固疗效,防范发作,上方去生石膏、山栀、青黛、射干、鲜生地、生大黄、防己、蒸百部、白茅根、苦杏仁,加辛夷花12g、苍耳子12g、蔓荆子30g,再进7剂,共服14天,诸症悉退而停药。追访4个月,未见复发。

▶ **疗效分析:**

本病例病因病机实属先天,阴虚血燥,然症情多端,自皮肤、鼻息、肺卫、气血尽皆染疾而致发病时鼻渊、皮疹、哮喘、咳唾、涕涎壅盛、不得卧尽皆显现。本上述标本兼治之宗旨,凉血、疏风、清热、化浊之法则,方选生大黄、黄芩、川黄连、大青叶、青黛、金银花、连翘、白花蛇舌草、半边莲清热解毒并泄血中之燥热;择防风、防己、葛根、薄荷、菊花、苦桔梗以解表卫之风邪;择苦杏仁、蒸百部、苏子、牛蒡子、射干、野百合清热、利咽、宁嗽;择制半夏、麦冬、天冬、野百合清肺涤痰;择蝉蜕、地龙、僵蚕祛风息痉;择赤芍、杭白芍、牡丹皮、山栀、生石膏、川芎清热、凉血、化斑;方用生甘草可宁嗽、祛痰而和营卫,为更重要者也。以使血中风燥得宁,肺气得降,湿浊热邪得解,络脉得以滋润,表卫得安而诸症得除耳。

▶ **诊后漫话:**

本案患者属过敏体质,症状为荨麻疹、过敏性鼻窦炎、过敏性支气管哮喘,三症叠加,成为重症,且发病急骤,症状明显,一派风湿燥热表现。在治则上,因病因繁杂、体质又偏阴虚血热,故治疗立法、处方、用药均应全面斟酌权衡,方药也甚庞杂,大有"海陆空""大兵团"用药之势。笔者也曾觉有失规范之虑,然临床效果却十分明显。因该患者曾多次发作而接受治疗,因立法处方每多侧重一隅而效果不佳。此次遣方用药则突破往昔只顾及一个侧面,以求逐一治之的局部理念,而获显效。为此,笔者感慨用药如用兵,目的在于取胜。尔后,再做理性思考,调整思路方法,再继续实践总结,最后方可做成熟经验推广。此理论探索、实践方式妥否,俟同道评说。

六十六、风疹(风湿热环形红斑)案三

刘某,女,31岁

▶ **主诉:**感冒发热后低热不退,全身疼痛起风团,已1个月。

▶ **诊疗经过:**

患者低热徘徊于37.8～38.5℃,晨轻暮重,全身起环形红斑,各大关节肿痛。检测:血沉、抗"O"、黏蛋白均高于正常值,心脏收缩期杂音Ⅲ级,心律不齐,频发早搏,诊为风湿热。使用地塞米松、青霉素油剂、阿司匹林、B族维生素等治疗。3个月后症状消失。停药后低热又起,肢体疼痛、荨麻疹又发生。继续服药6个月,停药后症状依旧;且因使用激素时间过长,患者出现库欣综合征而被迫停药,遂转中医内科治疗。

▶ **中医辨证论治:**

患者面如满月,㿠白、虚浮、多毛发,仍间断出现环形红斑,性格急躁、声音嘶哑、食欲亢奋,脉虚数、重按无力,时见结代促脉,舌质淡胖、周有齿痕,苔薄白多津,舌下静脉淡紫瘀曲,络脉轻度怒张,此风湿之症,风寒湿浸脾袭肺,溢于皮下而起疹块,久郁生热化火。证属虚实夹杂、寒热错杂、久病伤正之候。治以疏风,渗湿固表,宣肺宁络。

▶ **选方:**

择自制虎杖汤、自制茯苓皮汤、防风通圣散、荆防败毒散、五虎追风散之方义,加减化裁以治之。

▶ **用药:**

防风12g	防己12g	黄芪皮15g	茯苓皮30g	大腹皮12g
苦桔梗15g	杭白芍15g	生赤芍15g	牡丹皮12g	川芎15g
连翘15g	葛根30g	黄芩15g	川黄连10g	蜈蚣2条
僵蚕15g	地龙15g	生薏苡仁30g	虎杖30g	菝葜30g
寻骨风12g	川桂枝10g	桑枝30g	忍冬藤30g	羌活12g

> 威灵仙18g　生甘草15g

上27味,浓煎3次,混合取汁800ml,分2天4次服,每日2次,每服200ml,温下,连服7剂。

▶ **疗效观察:**

患者连服7剂,共14天后,低热尽退、斑疹消退,周身关节疼痛明显缓解,脉来匀和、结代促脉偶见,舌质转红,苔薄白。病况骤减,效不更方。嘱原方再服14剂(28天),诸症尽解。为巩固疗效,又继服上药7剂。共服药28剂(56天)而停药,西医检测诸指标均转为正常。

▶ **疗效分析:**

患者症起外感,病因为风寒湿浸渍肌肤、经络、脏腑而生风湿疹块,骨节疼痛,胸闷心悸,脉结代促并见。择防风、防己、黄芪皮、茯苓皮、大腹皮、生薏苡仁祛湿固表;苦桔梗、连翘、葛根宣肺解表;牡丹皮、黄芩、黄连清血分热;杭白芍、生赤芍、川芎、虎杖活血、和营、化斑;蜈蚣、全蝎、僵蚕、地龙、菝葜、寻骨风、桑枝、忍冬藤、羌活、威灵仙搜风通络,祛风寒湿邪。继而风寒湿去,肌肤关节得缓,经脉得舒,营卫和而诸症尽解。

▶ **诊后漫话:**

本案病因为风寒袭肺侵脾,病位则在肌肤腠理经脉,病机特点是虚实夹杂、寒热错杂、久病伤正;此中寒湿化火为其病理特征,而长期服用激素类的药物,无疑为"借兵打仗"之策,天长日久患者正气为之消铄,一旦停药,则弱不胜邪,成决堤溃坝之势,患者更易罹患其他疾病,而于危重境地。本方药法则,则在改"借兵打仗"为扶正固本,培植体内正气,结合药物的其他作用,从而战胜外邪,使病体转危为安,痼疾得以痊愈。

以上认知只是一次探讨,以上临床实践只是一种尝试,如何在理论上确认,并使其成为一种成功的经验,尚待进一步实践。

六十七、口疮(口腔溃疡)案一

项某,女,53岁

▶ **主诉:**患者47岁起,月经前后即出现口腔溃疡、灼痛,进食加重,已数年。

▶ **诊疗经过:**

首诊为维生素 B₂ 及维生素 C 缺乏症,考虑溃疡处有淡黄绿色黏性分泌物,在使用维生素 B₂ 和维生素 C 的同时,加用罗红霉素、甲硝唑治疗 3 天后,症状消除遂停药。停药数日后,症情复发,继续服用上药 1 周,此间症状得以控制,但反复发作,未能控制。考虑患者处围绝经期,遂予雌激素替代治疗,效果仍不明显,月经周期前后仍然发作。在无较好治疗方案情况下,转中医内科诊治。

▶ **中医辨证论治:**

患者性情急躁,欲悲哭,面部阵发性烘热、出汗,唇舌干红皲裂疼痛,口腔内壁及舌体上下现多处脓性溃疡灶,灼热疼痛并累及咽喉。说话、饮食俱已艰难。其舌质瘦红少津、苔干白难去,舌下静脉细而暗紫,脉弦细。证属血少阳亢营卫失和,加之痰浊火郁伤津灼络而生溃败肿痛。虑及患者处围绝经期间,存在气血久亏、营卫失和、阴虚火旺、虚实相间之特征,拟先泻实热、再调营阴,养阴益血和营同投以治之。

▶ **选方:**

择龙胆泻肝汤、黄连泻心汤、银翘散、青蒿鳖甲汤、知柏地黄丸、甘麦大枣汤诸方之方义,加减化裁以治之。

▶ **用药:**

生大黄10g	龙胆草12g	川黄连10g	黄芩15g	川黄柏5g
大青叶30g	生石膏30g	牡丹皮15g	山栀15g	青黛5g(包煎)
赤芍15g	杭白芍15g	天冬30g	天花粉30g	芦根30g
麦冬30g	生甘草15g	淮小麦30g	红枣7枚	金银花18g

| 白花蛇舌草30g | 半边莲30g | 蒲公英30g | 地丁15g | 僵蚕15g |
| 全蝎10g | 知母15g | 川楝子10g | 炙鳖甲12g | 青蒿30g |

上30味,浓煎3次,混合取汁1 000ml,分4次,2天服毕,每日上、下午各1次,每服250ml。连煎3剂,共服6天。

▶ **疗效观察:**

服药6天(3剂)后,患者情绪渐稳定,急躁、悲哭止,烘热渐平,由日数10次减为日数次,唇舌干燥,皲裂好转,口腔、舌体溃疡全部愈合,灼热疼痛解除。效不更方,恐苦寒过甚伤及气阳,上方去生石膏、龙胆草,青黛改3g,知母改10g后,再进7剂(服14天),诸症悉去而停药,并嘱近半年内,每月经来潮前,服更改方3剂(6天,经至即停药)。此后患者平安度过更年期,诸疾未再燃。

▶ **疗效分析:**

本病发于女性更年期,营卫失和,气血乖张,引起如上一派阴虚火旺、气阴两虚,终至虚火炎炎而成实火嚣张。本急治其标、泻火救阴、调和营卫之法则。大胆使用了一些似禁忌药物,使其病情渐复。方中择生大黄、生石膏、龙胆草、山栀、知母、黄芩、青黛、川黄连、川黄柏急泄其火;择金银花、大青叶、蒲公英、地丁、白花蛇舌草、半边莲、牡丹皮清热解毒;择生赤芍、生白芍、麦冬、淮小麦、红枣、川楝子活血和营;择天冬、天花粉、芦根、麦冬、知母以滋阴养液,以防疴疾再犯;方中全蝎、僵蚕以助透托络中热毒;炙鳖甲、青蒿以滋阴柔肝清虚火,使营卫和,气血、阴阳均衡,热退毒去而疾愈矣。

▶ **诊后漫话:**

本案患者,自年少即生口腔溃疡,迁延数年,其状甚苦。然究其根本实与体质相关。营卫不和为其根本,今称内分泌失调,雌激素水平过低。再为血少阳亢、湿热浸淫,虽正气尚虚,然邪气炽热。是方则意在清热、泻火、解毒,强调和营养阴,如前述热毒稽于上焦,煎迫正气,此方急泻实火,邪去而正安,亦不失实现扶正之正义,故而效如桴鼓。读者发现此案用方又同前实热症同药。然也,异病同治。笔者觉乎,是否应立清热法、解毒法、凉血法、养阴法、和营卫法为扶正的又一途径,做临床观察、实验室研究,以立新的治疗思路与方法。

六十八、口疮(老年性口腔溃疡伴二重感染)案二

斯某,女,85岁

▶ **主诉:**胸闷、心悸、夜尿频,下肢水肿、口腔溃疡、灼痛、进食困难。

▶ **诊疗经过:**

患者系原发性高血压,粥样动脉硬化性心脏病,慢性心衰。心电图提示:心律不齐,频发房性早搏、室早,见二联律、三联律;提示心肌缺血。使用降血压、强心、抗凝血、抗动脉硬化、抗心律失常药物体,征尚稳定;因口腔溃疡灼痛难忍,又使用了抗感染和维生素类药物,效果均不满意,遂转中医诊治。

▶ **中医辨证论治:**

患者年高久病正气虚衰,脾虚湿痰久郁化热;且肾虚津亏、心肾火旺,上炎于口腔致唇舌鲜红,生疮疡灼血络而生疼痛,又因久病正气虚衰,正不胜邪,邪恋不去而致口舌溃疡久久难愈;患者脉来弦细滑数,示正虚邪盛之象。故守扶正祛湿涤痰,清心脾肝胆之郁火,并滋阴养血以扶正治之。

▶ **选方:**

择参苓白术散、龙胆泻肝汤、银翘散、犀角地黄汤、自拟白扁豆汤之方义,加减化裁以治之。

▶ **用药:**

西洋参3g	三七块3g	白扁豆18g	淮山药18g	莲子肉18g
赤芍10g	杭白芍10g	牡丹皮10g	山栀6g	青黛2g(包煎)
生大黄5g	龙胆草8g	葛根18g	川黄连10g	黄芩12g
大青叶15g	麦冬18g	天冬15g	天花粉15g	玄参15g
生地15g	炙龟板10g	金银花12g	连翘12g	芦根30g
生甘草10g	僵蚕10g	地龙12g	半边莲18g	白花蛇舌草18g

上30味,浓煎2次,混合取汁600ml,分4次2天服毕,每日2次,每次

150ml。连服3剂,共服6天。

▶ **疗效观察:**

  服药第2天后,患者口腔即显清爽,红肿灼痛骤减,溃疡面缩小,饮食吞咽平缓;服药第3天,溃疡面几近痊愈、灼痛除、饮食转正常。其他疾病症状也随之减轻。效不更方,嘱上药去生大黄、龙胆草、青黛、山栀等苦寒药,再服3剂,口疾痊愈而停药。追访一年半口疾未再发作。

▶ **疗效分析:**

  患者年高气血衰弱,血虚则不能养心肝之阴而成阴虚火旺,脾虚则水谷不化而成痰,经久而成痰火,二火熏蒸上焦而成口舌破溃灼热肿痛。方中择西洋参、三七、白扁豆、淮山药、莲子肉、葛根益气扶脾解肌;择赤芍、杭白芍、牡丹皮、山栀和营清虚热凉血;择生大黄、龙胆草、葛根、川黄连、黄芩、大青叶、青黛、金银花、连翘、白花蛇舌草、半边莲重剂清热解毒;择麦冬、天冬、天花粉、玄参、生地、炙龟板、芦根滋阴清虚火;择僵蚕、地龙以透托经络;择生甘草以生津止渴、和营并调和诸药,以使火清血凉,气血营卫平和而诸症渐去。

▶ **诊后漫话:**

  本案又称鹅口疮,实质为正虚邪恋,加之患者年高久病,正气虚衰,正不胜邪,而成邪气炽盛之危候,故治疗中首当扶正。虽遣清火败毒之重剂,然有益气扶脾固本砥柱之药,佐益阴清滋之品的扶助,故能抑邪而不危及本元。确有瓷器店捕鼠之况,是方在驱邪中未伤及正气,使高龄患者能渡过难关,口疾逐渐痊愈。因为二重感染患者多为临终前临床表现,预后极差,故本案也可算得又一扶正祛邪的高难度病例,故录于此,以飨同道。

六十九、口疮(男性口腔溃疡)案三

张某,男,57岁

▶ **主诉**:突发唇舌、口腔干裂红肿,口舌破溃、疼痛,鼻息灼热,不能进食。

▶ **诊疗经过**:

患者因业务交往,近期多食鱼、肉、辛辣刺激菜肴,且过饮烈酒、吸烟。耳底肿痛不能言,不可进饮食,口舌破溃尤甚。往口腔科急诊,诊断为急性口腔炎,使用抗感染药、口腔消毒剂,服用大剂量维生素、抗生素,均未能好转,转请中医内科诊治。

▶ **中医辨证论治**:

患者过食膏粱厚味,加之熬夜,辛劳过度,化为痰火,急攻五窍而成实热之症。患者唇、舌、口腔内尽悉赤热红肿、干裂少津,大便三日未解,舌质红,舌下静脉秽浊怒张紫暗,脉来洪大滑数,此痰火上炎之实证。当急泄心肝脾胃痰火、急救营阴以治之。

▶ **选方**:

择犀角地黄汤、龙胆泻肝汤、地黄饮子、白虎汤、千金苇茎汤之方义,加减化裁以治之。

▶ **用药**:

生大黄30g	龙胆草15g	牡丹皮15g	生石膏30g	知母15g
寒水石30g	野百合30g	川黄连12g	黄芩15g	连翘15g
生地30g	玄参30g	麦冬30g	芦根30g	白茅根30g
山栀15g	地骨皮12	桑白皮15g	生甘草30	天冬30g
天花粉30g	黛蛤散5g^(包煎)	水牛角60g^(先煎2小时,后入上药再煎)		

上23味药浓煎2次,混合取汁600ml,分两次1日服毕,早、晚各1次,每服300ml。

▶ **疗效观察**：

　　患者服上药1剂，诸火热、燥烈、疼痛症状大减，效不更方连服3剂后，诸症渐退。遂于上方去生大黄、龙胆草、生石膏、寒水石诸药，加山药30g、莲子肉30g、北沙参30g、南沙参30g、金石斛15g，以扶脾、滋肺、益肾，以防苦寒甚而伤及脾胃。再进4剂而愈。

▶ **疗效分析**：

　　据上述，患者症属急火灼阴，诸脏腑受火邪煎灼。遂择生大黄、龙胆草、牡丹皮、生石膏、寒水石、川黄连、黄芩、连翘急泄心肝肺胃之火；再择知母、野百合、麦冬、桑白皮、天冬、天花粉泄肺之热，润肺之燥；择玄参、生地滋肾之水；择山栀、牡丹皮、川黄连泻心火；再择黛蛤散清热愈疮疡；取水牛角血肉有情之品共白茅根以清热凉血；生甘草以生津调和诸药。故能使急火得泄，阴液得保，诸红肿灼痛得除，病体可安矣。

▶ **诊后漫话**：

　　本案因患者生活方式不健康，过食膏粱厚味、过劳心智而使中、下焦邪炽伤阴，上冲五窍而成实热之症，下致腑窍不通，乃实实之候。故治则首当重剂直泄其毒，佐凉血养阴之剂以救阴伤，阴阳得复，邪去而正安。虽为常法，但用药配方，首需胆略，再以周到。一派苦寒、甘寒之剂，未虑及伤正后果。其因有二：一则患者体壮邪实，大剂冲击不致损正；二则泻下伤阴，然佐有凉血滋阴之剂以安阴分。故邪去、阴阳未损，患者康复也速，未留有后顾之忧。

七十、褐斑(女性黄褐斑)案

夏某,女,30岁

▶ 主诉:原有雀斑,近期面部痤痘、黄褐斑频起,雀斑加重。

▶ 诊疗经过:

患者少女时即现雀斑,青春期雀斑渐多加重,并于额部、下颌部频生痤痘,伴感染红肿化脓,瘙痒疼痛。近因工作压力过重,饮食不节,过食厚味,致以上症状加重。诊断为先天性雀斑、痤疮伴部分感染。使用维生素 B₂、维生素 C、维生素 E 和抗生素治疗3个月,效果不明显,且反复发作,遂转中医诊治。

▶ 中医辨证论治:

雀斑多因遗传,患者年轻气血正旺。肝胆火盛,又喜食肥甘厚味致痰热壅盛,脉络不畅。毛窍阻塞,郁而成痤成痈。瘙痒胀痛溃脓成疤,经久不愈。患者脉来浮滑数,舌质红,苔黄厚腻,且中有干燥裂痕,舌下静脉淡红,络脉色鲜,一派心脾肝胆火盛之象。遂择清泻肝胆实火,清脾逐痰涤络,佐调和营阴以治之。

▶ 选方:

择龙胆泻肝汤、葛根芩连汤、银翘散、黄连上清丸、千金苇茎汤之方义,加减化裁以治之。

▶ 用药:

醋柴胡15g	广郁金15g	生大黄10g	龙胆草12g	川黄连15g
黄芩15g	葛根30g	佛手15g	玫瑰花15g	合欢皮15g
川楝子10g	金银花15g	连翘15g	蝉蜕10g	僵蚕12g
全蝎10g	牡丹皮12g	山栀10g	赤芍15g	杭白芍15g
半边莲30g	天冬30g	天花粉30g	蒲公英30g	白花蛇舌草30g
地丁15g	生甘草10g	芦根30g	鲜生地30g	白茅根30g
生石膏30g	知母12g			

上32味,浓煎2次,混合取汁750ml,分3次1日服完,早、中、晚各1次,每服250ml。嘱连服1周。并嘱禁食辛辣厚味、不用化妆品。

▶ **疗效观察：**

患者服药1周后,额部下颌部红肿、化脓痤痘尽收,已无瘙痒疼痛,且无新生痤痘,原面部丛生之深褐色雀斑也渐行色浅。效不更方遂嘱上方续服10剂,面部已无新生痤痘,原痤疮疤痕变浅褪去,留些许浅淡雀斑。为巩固疗效,遂又于上方中去龙胆草、生大黄、蒲公英、地丁,续服15剂。1个月后停药,未再发作。

▶ **疗效分析：**

如辨证论治中分析,是方择生大黄、龙胆草、蒲公英、地丁、山栀、白花蛇舌草、半边莲急泄实火;择葛根、黄芩、川黄连解肌清热;择金银花、连翘、牡丹皮、赤芍、杭白芍清热凉血,活血和营;择鲜生地、天花粉、天冬、白茅根、芦根养阴、滋液、润燥、利水、护肤;是方特择醋柴胡、广郁金、佛手、玫瑰花、合欢皮疏肝解郁,以清郁火之源头;再择全蝎、僵蚕、蝉蜕搜风通络,疏风散热,以增去痤斑之效。方尾以生甘草和营润燥,调和诸药,以助收痘去斑之效果。

▶ **诊后漫话：**

笔者以为雀斑多遗传,发端在肾;痤痘在心、肝、脾、肺,过劳伤及心志,膏粱厚味致湿热蕴于脾肾;褐斑则多发于肝郁气滞,女子情怀郁结、气血不畅、气滞血瘀,或经带疾病;其中与营卫不和关系密切(西医临床多指内分泌失调耳),故笔者每遇此症,首以解郁和营为主旨,再根据脏腑状况或疏肝利胆,或清热解毒除湿,或行血活瘀涤痰治顽疾,或搜风透络以调和营卫填补肾精。凡此,洋洋洒洒数法并举,药队之规模也是大处方。笔者仍禀服从疗效之要旨,故而择诸方义,纳较多味药物以图效果。笔者禀上法治疗褐斑多时,患者也积累千余例,效果均较显著。

唯需关注者,即临床辨证当是要害,在肝胆则应重治肝胆之疾;有脾胃则应以调治脾胃为主;在肝肾则应治肝肾护肾精;而女性下焦之瘀结滞亏虚和下焦湿热者(女性盆腔和下生殖道感染),医者当有辨证论治之功底,灵活遣方用药,方可达药到病除、诸症消除之功效。

有如上述痤疮、褐斑同有者,即应二者同治,经验告诉我们是可以综合病因、病机、临床症状进行综合治疗的,且在理法上互通有无,在疗疾方药中是会相得益彰的。如若论其不足,大处方、大药队为其瑕疵,有待今后逐步探索、总结之。

七十一、水痘(顽固性病毒性疱疹)案

于某,女,52岁

▶ **主诉:**面部、躯干、四肢遍起水痘状疱疹,久治不愈,旧疱疹结痂脱落,留下深褐色色素沉着,且每日均有新疱疹生成。

▶ **诊疗经过:**

患者于疲劳后突起水泡样黄豆大小之疱疹,主要分布于面部、四肢、躯干,诊为病毒性疱疹。因伴有感染局部红肿热痛及脓性分泌物多,遂采用抗病毒、抗细菌感染药和泼尼松治疗,疱疹渐萎缩结痂。停药仅3日,诸部位又起新的疱疹,且每日有结痂、有新疱疹生成,延绵不止,致全身多部位色素沉着,遂继续使用激素控制发作。因长期使用大剂量激素半年,已出现明显食欲亢进、体重趋增,多体毛、满月脸,声嘶哑症状,遂请中医诊治。

▶ **中医辨证论治:**

患者从事体育教学工作,终年冒受酷暑、严冬,正气渐损,湿毒蕴于脏腑,发于肌肤,而生"天疱疮样"疱疹,又因正气日衰,正虚邪恋,致湿毒稽留,循而往复,发作不止,遂择清热、解毒、凉血、透络,扶正固本之剂以泄湿热、去顽疾。

▶ **选方:**

择龙胆泻肝汤、葛根芩连汤、栀子柏皮汤、三黄汤、茵陈蒿汤之方义,加减化裁以治之。

▶ **用药:**

生大黄10g	龙胆草12g	葛根30g	金银花 30g	连翘18g
牡丹皮12g	川黄连10g	黄芩15g	大青叶30g	青黛5g^(包煎)
生赤芍15g	杭白芍15g	生薏苡仁30g	芦根30g	白茅根30g
生甘草12g	蒲公英30g	地丁15g	天冬30g	天花粉30g
山栀15g	蝉蜕15g	僵蚕15g	全蝎10g	蜈蚣2条

地龙18g	猪苓30g	茵陈30g	川黄柏15g	地骨皮15g
桑叶、桑白皮^各15g	苦桔梗30g	生地30g	知母15g	三七块5g
生石膏30g	寒水石12g	地骨皮15g	玄参30g	

上药1剂,浓煎3次,混合取汁1 000ml,分2日4次服毕,每日2次,每服250ml。连服3剂。

▶ **疗效观察:**

服药6日后,全身未出现新疱疹,旧疱疹尽结痂脱屑,原色素沉着处变淡。遂嘱患者继服上药,每2日1剂,连服8周(共56日),并嘱开始逐渐减服泼尼松,每天减2mg,连减8周。患者于第4日疱疹已不再发作,但仍坚持使用中药,递减泼尼松,至第56天,诸疹尽收,旧疤痕消失,肤色渐复。观察月余,患者在停服激素情况下,也已不再出疱疹而停药。

▶ **疗效分析:**

患者本染疱疹属疫毒出疹,但因正虚邪恋而迁延数月不愈。本法执先重泄顽固湿热之毒,祛邪中假以扶正固本,再荡余邪。是方择生大黄、黄芩、川黄连、川黄柏、金银花、连翘、蒲公英、地丁、大青叶、青黛泄实热之火毒;择生薏苡仁、芦根、生地、玄参、天冬、天花粉、知母、生石膏、桑白皮、地骨皮、寒水石以清热凉血于利湿中救阴,僵蚕、蝉蜕、蜈蚣、全蝎、地龙搜风通络、托邪败毒,以修复表卫。桑叶、苦桔梗宣肺托表,生甘草和营调和诸药,而使毒性尽退,正气得复,表卫得固,疱疹去而体安矣。

▶ **诊后漫话:**

本案病因明确,为日晒湿蒸,发自皮肤,其状似天疱疮,酷似疫毒。然除患者自身发病,并未互传,故不能以疫而论,然定其湿热蕴毒应属贴切,又因患者长期大剂量服用激素泼尼松,伤正明显,但甘温除大热法,于本例不宜。因其一,患者不发热,其二,甘温助火必致症状加剧。故一方面择苦寒除大热(毒)之方药,另一方面以苦寒、甘寒养阴之品清热凉血养阴宁络,且不劫阴,并能维护正气。

除恪守中医辨证论治法则外,本案应属中医药替代西医激素疗法的又一案例。使笔者对"中医药替代疗法"增强了信心,觉得我们中医药界的有识之士有能力多做研究,以创造出更多的方法、方药来。

以上为何称此疗法为"中医药替代疗法"? 因为此方法不只是见子打子、见症用药的,医者仍然必须坚持中医辨证论治的指导思想。经验告诉我们,不辨证则无法立法、组方、用药,更谈不上治疗效果了。

七十二、牛皮癣(银屑病合并全身感染)案

哈某,男,56岁

▶ 主诉:患牛皮癣十余年,头面躯干、四肢瘙痒脱屑。近日暴发性发作,全身出现疖肿状红肿,痛痒化脓。

▶ 诊疗经过:

患者因头面四肢起疹,瘙痒脱屑,春、夏季节更重。诊为银屑病。使用多种维生素、皮炎类、抗过敏药物无效,遂使用激素地塞米松:每日4次,每次20mg(4片)治疗。效果明显,疹痒脱屑尽收。后继以每日4mg量维持3年,症情尚稳定。2012年春节后,全身旧疾突发,除遍体出现上述症状外,全身出现大面积红肿化脓,瘙痒脱屑,且以头面部为重。考虑长期服用激素,引起机体免疫功能低下,而停用地塞米松,加用抗感染药物、丙球蛋白、干扰素、白介素进行干预治疗后,病情有加剧趋势,遂请中医内科会诊。

▶ 中医辨证论治:

银屑病,中医称牛皮癣,多因血中热毒、风热风燥侵及肺卫肌表、阻滞脉络而生是疾。痒为风扰,脱屑为燥伤肌肤,情怀烦懑为血中燥火扰乱心肝之神魂。久而久之患者气血大伤、体虚羸累、卫外之力更弱,春日风湿之气重,温热毒邪张,复浸肌肤,酿为红肿蕴脓之重症,此病机应为虚弱之体、久恋之邪复重感春之温热风毒。法当扶正固表泄湿热毒蕴,和营透络安抚脉络肌肤治之。

▶ 选方:

择白虎汤、三黄汤、龙胆泻肝汤、荆防败毒散、自拟虎杖汤之方义,加减化裁以治之。

▶ 用药:

| 生大黄15g | 龙胆草15g | 川黄连15g | 黄芩15g | 葛根30g |
| 知母15g | 生石膏30g | 金银花30g | 连翘18g | 牡丹皮12g |

山栀12g	生赤芍15g	生白芍15g	虎杖30g	茵陈30g
猪苓30g	白茅根30g	鲜芦根30g	蝉蜕12g	僵蚕15g
全蝎10g	蜈蚣2条	地龙30g	寒水石12g	生薏苡仁30g
三七块5g	怀牛膝30g	土牛膝30g	川芎15g	天花粉30g
天冬30g	生地30g	大青叶30g	川黄柏15g	青黛5g(包煎)

上35味药,浓煎3次,混合取汁1 000ml,分3次,于早、中、晚服下,每服330ml左右,连服7剂。

▶ **疗效观察:**

患者服药7日后复诊,头面部红肿包块、破溃疮面均行消退,多结痂,瘙痒轻,脱屑少,无其他不适。遂效不更方,嘱续服上方14剂,服法从前。患者18天后再诊,诸疹疾退尽,面及四肢部多留深褐色斑,嘱上方去龙胆草、知母、生石膏、山栀、青黛过寒伤脾胃之药物,再进10剂,服毕15日,疾近愈而停药。

▶ **疗效分析:**

如病机中分析和制定之法则,上方择生大黄、龙胆草、川黄连、黄芩、川黄柏、连翘、牡丹皮、山栀、虎杖重泄脾肺肝胆之湿热火毒;择生薏苡仁、葛根、茵陈、猪苓、土牛膝、大青叶、青黛以清湿热、化痰浊、疗肌肤、愈疮疡;择蜈蚣、全蝎、地龙、僵蚕、蝉蜕搜涤肌肤络脉中之湿浊,和经脉气血之营卫,且有以毒攻毒之力耳;择知母、白茅根、鲜芦根、寒水石清肾凉血;择怀牛膝、三七、川芎、生赤芍、生白芍扶肝肾之正气,行血活瘀,和营利经脉以治顽疾;择天冬、天花粉、生地养肺肾之真阴,达壮水之主之功效。

▶ **诊后漫话:**

本病至今仍属不可治愈之顽症。中医药治疗水准仍定格在短期控制症状,使其较长时间不复发,发作时症情轻浅些,患者痛苦减少些,生活质量高一些。笔者在临床实践中,有数例复发间期为数年者,但仍未终止其复发。虽有遗憾,但未违该病之规律。

七十三、体癣(神经性皮炎)案

侯某,男,19岁

▶ **主诉:**颈肩背部左右侧、双上肢内侧、腰部左右侧、双胯内侧及双膝下内侧脱
屑、瘙痒近10年,中西医治疗效果不好。

▶ **诊疗经过:**

患者皮肤呈对称性、上下多部位体癣样改变,瘙痒脱屑已十余年,诊为神
经性皮炎,曾使用B族维生素、维生素C、泼尼松、神经系统镇静剂和激素类
外用哈西奈德乳膏,但效果不佳,遂转中医内科诊治。

▶ **中医辨证论治:**

患者皮肤损害,呈典型对称表现,伴阵发性瘙痒,搔之脱屑明显,追其病
史,患者曾有重大精神创伤史。诊其脉弦滑数兼见,舌体瘦红少苔而少津液,
舌下静脉欠充盈细而暗紫。诊为阴虚、血少、虚风燥扰肌肤,病位在肌肤,内
应肝肺。法当疏肝解郁、滋肝润肺、搜风通络、凉血活血以治之。

▶ **选方:**

择丹栀逍遥散、一贯煎、清燥救肺汤、血腑逐瘀汤、自拟虎杖汤之方义,加
减化裁以治之。

▶ **用药:**

醋炒柴胡15g	广郁金15g	玫瑰花15g	川楝子10g	生白芍15g
牡丹皮15g	山栀10g	虎杖30g	生大黄10g	葛根30g
黄芩15g	天冬30g	天花粉30g	生地30g	玄参30g
大青叶30g	青黛5g(包煎)	知母12g	赤芍15g	三七块3g
川芎15g	百合30g	白花蛇舌草30g	半边莲30g	蜈蚣2条
全蝎10g	地龙18g	僵蚕12g	蝉蜕10g	白茅根30g
北沙参30g	芦根30g	生甘草15g		

上33味,浓煎3次,取汁1 000ml,分2天4次服毕,每日2次,每服250ml,连服5剂,共服药10天。

▶ **疗效观察:**

服药5剂,10日后原对称之皮损渐行变浅淡、少屑,直至消失。效不更方,遂嘱按原方再服10剂,共20天。为巩固疗效,又以首方取10剂,炼蜜为丸,如桐子大,每日服3次,每服45丸,白开水服下。3个月后服毕。患者已安然无恙。

▶ **疗效分析:**

此又一皮肤科用药大方,执上述辨证论治法则,择醋炒柴胡、广郁金、玫瑰花、川楝子、生白芍疏肝解郁;牡丹皮、山栀泻肝胆郁热;再择虎杖、生大黄、黄芩、大青叶、青黛、白花蛇舌草、半边莲清热解毒;择知母、百合、白茅根、生地、北沙参、芦根清润肺肾以养阴;再择蜈蚣、全蝎、地龙、僵蚕、蝉蜕搜风通络、熄风宁神;再以赤芍、三七、川芎行血活血以祛顽疾;最后择生甘草以甘润和营,调和诸药。以使肺肾之阴得以润养,实邪热毒得以泻,经脉血络得以通,抑郁之积得以宣,瘀滞风火得以除,诸症遂得以安宁,病得愈也。

▶ **诊后漫话:**

此又一清热解毒养阴、凉血活血通络、熄风镇静并用治疗顽疾的临床尝试。笔者体会:在西医治疗的诸多病症中,多使用激素方可予以控制之疾病,均可按中医顽疾重点清热治瘀、治痰、治郁的方法,再对以症情,灵活变动,酌情化裁,加减方药以治之,均可获较为满意之疗效。此中,如何能在症群中寻找出规律性的法则,则还需要经过大量的临床实践,实非一人一时可获成就。尚望有识之士能广揽人才,组织研究,力争能得出更科学、更实用的临床治疗章法,以做更大贡献。

七十四、糙皮症(先天性鱼鳞样皮肤)案

朱某,男,17岁

▶ 主诉:腰及双下肢肌肤甲错。

▶ 诊疗经过:

患者腰部及双下肢皮肤状若鱼鳞,肌肤色暗甲错,体毛浓密变粗,成长中有加重情况,影响美观,前往皮肤科就诊,诊为鱼鳞症,使用B族维生素及维生素E等3个月,未见明显好转,遂转中医内科诊治。

▶ 中医辨证论治

患者全身皮肤黧黑,多毛发,上身肌肤尚润泽,唯腰以下皮肤甲错,体毛粗短,时瘙痒,脉弦舌暗,苔干黄,舌下静脉青紫。为肝肾失和,气滞血瘀,血燥阴伤和肺卫皮毛;拟滋肺肾之阴、行血活瘀、清热化燥以治之。

▶ 选方:

择清燥救肺饮、一贯煎、血腑逐瘀汤、五虎追风散等之方义,加减化裁以治之。

▶ 用药:

生大黄10g	龙胆草10g	白花蛇舌草30g	半边莲30g	大青叶30g
青黛5g(包煎)	野百合30g	知母15g	川黄连10g	黄芩15g
葛根30g	蜈蚣2条	全蝎10g	地龙18g	僵蚕15g
蝉蜕10g	蜂房30g	蛇蜕30g	天冬30g	天花粉30g
生甘草15g	虎杖30g	赤芍15g	白芍15g	连翘15g
三七块5g	川芎18g	丹参30g	怀牛膝30g	鳖甲12g
地骨皮15g	桑白皮12g			

上32味,浓煎3次,取汁1 000ml,分3次,早、中、晚服毕,连服7剂。

▶ **疗效观察：**

　　服药7天后，患者自觉燥热、瘙痒减，皮肤黧黑退，下肢肌肤色泽变浅，润泽感明显。患者坚定信心，愿意坚持服用上药，至60剂后，全身肌肤甲错、黧黑尽退，皮肤润泽光滑，一如常人。遂嘱上药改作蜜丸，如桐子大，每日服2次，每服40丸，用白开水送服。坚持1年未见旧症再发作，遂停药。观察5年，未发作。

▶ **疗效分析：**

　　如辨证论治所述，肌肤甲错其性属阴亏血少，津液不足，营和失卫，其病位在肺卫皮肤，血少致瘀且脉络失养而起燥热症状，故皮肤甲错耳。故治以养阴清热滋液化燥，调和营卫行血活瘀透络同投。方择生大黄、龙胆草、白花蛇舌草、半边莲、大青叶、青黛、黄芩、川黄连、连翘以清肝胆湿热，解血分热毒；择知母、天冬、天花粉、地骨皮、桑白皮以甘寒养阴，清血热；择蜈蚣、全蝎、僵蚕、地龙、蝉蜕搜风通络，透托经络之燥热；另择虎杖清热活血，葛根解肌，白芍、生甘草调和营卫与诸药。方中重点使用了三七、川芎、赤芍、丹参、怀牛膝，为治疗顽疾，当顾及活瘀的要旨。

▶ **诊后漫话：**

　　本案与家族性遗传相关，故治则当从肝肾营血考虑为多；但至后天，每多表现为阴亏、血燥、湿浊，痰火阻抑络脉不通，肌肤失养而致。故治则当以滋肾益肝和营以解先天之不足，清热解毒、行血活瘀、养阴润燥则成了解决后天的治疗思路，从而达到了先、后天兼治之目的。

　　笔者于此例后曾诊治多例该症患者，收效尚好，但半年后多易复发，故结合中药又使用西药维生素C、维生素B_2、维生素E，常规给药，以配合中药煎剂。发现患者病症好转速度加快，肌肤恢复也明显，故此后数例每多配合使用上药。其方法：维生素C 200mg，每日2次；维生素B_2 10mg，每日2次；维生素E 100mg，2日服一次。

七十五、痔疮案

马某,男,45岁

▶ **主诉:**痔疮、疼痛。

▶ **诊疗经过:**

经肛肠科检查发现,患者内外痔核数枚,伴肛裂、瘘管形成,红肿疼痛,排便困难,用力则痛剧,出血如注,遂行3枚痔核结扎术,局部清创,予抗生素、止血剂内服等治疗,已历3个月,效果不显著,遂转中医痔科治疗。

▶ **西医诊疗经过:**

患者先在中医痔科就诊,因疤痕错杂,已无法再行结扎,遂外敷中药,治疗一周未见好转,遂转中医内科行保守治疗。患者肛周红肿明显,内外痔核突出青紫,有瘘管形成,流脓血,肛裂灶又有鲜血外渗,患者大便努力时,疼痛难忍,呻吟不止。脉来洪滑数,舌质红,苔浊厚黄腻,舌下静脉瘀紫晦暗。为湿热下注,脉络瘀阻,痰浊稽留,便失畅通之候。拟清下焦湿热,通便、涤痰、活瘀、凉血、止血、安络以治之。

▶ **选方:**

择大黄牡丹皮汤、荆防败毒饮、血腑逐瘀汤、二妙散、麻子仁丸诸方之方义,加减化裁以治之。

▶ **用药:**

生大黄10g	川黄连10g	酒黄芩15g	川黄柏15g	葛根30g
赤芍15g	杭白芍15g	牡丹皮12g	山栀10g	蒲公英30g
地丁15g	蜈蚣2条	全蝎10g	地龙30g	蒺藜30g
焦枳壳12g	仙鹤草30g	三七块3g	生地炭30g	藕节炭30g
地榆炭30g	白茅根30g	鲜芦根30g	僵蚕15g	大蓟炭30g
小蓟炭30g	金银花30g	连翘30g	川芎15g	猪苓30g
车前草30g	生甘草15g	炙龟板12g	淮山药30g	醋炙鳖甲12g

　　上35味,浓煎2次,取汁1 000ml,每6小时服1次,每服250ml,1日服毕,连服1周。

▶ **疗效观察:**

　　首剂服毕灼热、疼痛辄止;第2剂服毕后,出血止及脓性分泌物减少,第3剂服毕瘘管口脓性分泌消退,服至第7天后诸症悉退,大便也恢复正常,内外痔核均缩小,手术瘢痕也肿退舒缓。为巩固疗效,遂嘱首方再服20剂,每剂仍2煎,取汁1 000ml,但分2天4次服毕,每日服2次,每服250ml。患者共服药47天而痊愈,追访4年,未再发作。

▶ **疗效分析:**

　　禀辨证论治原则,本方择生大黄、酒黄芩、川黄连、川黄柏、牡丹皮、山栀、蒲公英、地丁、金银花、连翘以清热解下焦热毒;择赤芍、白芍、三七、川芎行血活瘀,蜈蚣、全蝎、地龙、僵蚕、蒺藜活血透络以消肿散结;择仙鹤草、地榆炭、藕节炭、生地炭、白茅根、鲜芦根、大蓟炭、小蓟炭以清热、凉血、止血;另择葛根以解肌;焦枳壳以提肛缩肌;猪苓、车前草以清热利湿;淮山药以淡渗利湿而扶脾;醋炙鳖甲、炙龟板以养阴敛阴;生甘草以调和诸药。故而使诸症悉退而人体渐安。

▶ **诊后漫话:**

　　痔为多发病,治疗中西医每多依赖手术、结扎,临床收效欠佳,遇内外痔混合、瘘管形成,再伴肛裂者越发难以奏效。笔者于年轻时,跟随中医外科名医吴香山老先生,学得服用内服药治疗疑难痔漏患者,多有受益,体会甚深;今日使用之方药,系吴老先生治痔漏之经验方矣,其思路明晰,用药周到为一般所不及;此后,我多次使用该法治疗疑难痔病和中西医术后再发或不得痊愈者,每效若桴鼓,饱受患者赞誉;且告诉他人内服药一样可以治痔之疑难症候。今怀念先师,不由令人感激涕零,故赘述于上。

　　吴老先生还有另一中药油膏,用大注射器,注入直肠以浸润法给药,以配合内服药使用,于煎剂疗效显现后和患者初愈后,作为巩固疗效用药。处方与上述水煎剂用方相类似,但仍有出入,如收敛剂等的加入。惜哉,吾未得此剂型真传,也为一憾事耳。想有志于此者,当可再访吴老先生后裔,探讨切磋,以发掘之,若能使良方重见天日,此乃大幸也。

七十六、咳哮喘(过敏性支气管炎)案

华某,女,60岁

▶ 主诉:咳嗽、哮喘数10年,遇天气冷热变化或劳累即发作。

▶ 诊疗经过:

西医呼吸科诊断为过敏性支气管病,曾长时间使用激素药物,伴有呼吸道感染时则使用抗生素治疗,曾二次发生哮喘持续状态,经抢救后缓解。近因天气骤冷,患者又由南往北奔波疲劳而咳喘发作,使用以上治疗,效果不好,而转中医内科治疗。

▶ 中医辨证论治:

患者面色青暗、张口抬肩、喉间痰声如锯,且伴阵发性咳嗽,吐黏稠黄痰。动则哮喘更剧,不得卧。舌质暗红,苔黄厚浊腻,根尤甚。舌下静脉青紫瘀曲。脉弦滑疾,时现结代脉。诊为:痰浊壅盛,郁久化火,致肺失肃降;久病气虚,致肾纳不固。当以清热宣肺、止咳化痰、降气宁喘以治之。

▶ 选方:

择苏子降气丸、二磨饮子、三子养亲汤、麻杏石甘汤、葶苈大枣泻肺汤诸方之方义,加减化裁以治之。

▶ 用药:

瓜蒌子18g	桑白皮12g	苦桔梗18g	苦杏仁15g	制半夏12g
麦冬30g	炙麻黄10g	川贝母12g	橘红15g	连翘15g
黄芩15g	天冬30g	焦枳壳12g	苏子12g	白芥子12g
莱菔子30g	炙杷叶30g	蒸百部15g	葶苈子30g	红枣7枚
地龙18g	沉香3g	台乌药18g	僵蚕15g	蝉蜕10g
芦根30g	生石膏30g			

上药1剂,浓煎2次,取汁750ml,分3次,早、中、晚服毕,每服250ml,连服

3剂。

▶ **疗效观察：**

首剂药服下后,咳嗽哮喘明显减轻,痰涎易出且变清稀。3剂服毕,患者已嗽少、咳痰止,喘憋哮鸣均消失。症情大减,患者全身情况缓解,已可下床活动,生活自理。效不更方,遂嘱续进7剂而诸症尽除。随访3年,除2012年年底又因劳顿受冷而轻作1次,迅速以原方服用7剂而得以控制后,至今未作。

▶ **疗效分析：**

据本案的辨证分型,是方择瓜蒌子、桑白皮、焦枳壳宽胸泻肺;择苦桔梗、苦杏仁、炙麻黄、炙杷叶、蒸百部、川贝母止咳平喘;择制半夏、橘红、地龙、白芥子、莱菔子、苏子化痰降气宁肺;葶苈子、红枣泻肺宁心;沉香、台乌药降气纳气于下焦;此间择连翘、黄芩、僵蚕、蝉蜕、天冬、芦根、生石膏以熄风清热、生津润肺。从而使肺气得降,痰热得解,心肾之气得固纳,致气机平和,病症得愈。唯方中僵蚕、蝉蜕应为治风之药,本案借上二药,以疏散肺卫之风耳。因本案从病因学分析应属过敏之候,而上二药确具抗过敏作用,说明中医病理所说之内风症候,似与现代医学所指遗传性过敏症候相关,应进一步探求论证之。

▶ **诊后漫话：**

本案诊断、治疗特点一一如上述,均以中医辨证论治思想为指导,重视以肾为气根,肺气上逆,心肾之气相依的生理机制,强调了风因、痰候两大致病要素,在方中强调对外疏散风邪,对内平熄内风之因(遗传影响),而结合现代药理理论,选用僵蚕、蝉蜕而取效,也算一次现代医药理论与传统中医辨证论治结合的实践尝试。笔者构想,随着现代医药科技的发展,中医工作者既能恪守中医理论原旨,又能广泛借鉴中医药现代化理论的研究结果,这应成为今后更广泛的实践内容,并力争取得新的成果。

七十七、痛风(高尿酸引起双足踝部红肿、热痛、破溃)案

沙某,男,57岁

▶ **主诉**:双足踝部灼热、红肿、剧痛伴局部溃疡,流脓血。

▶ **诊疗经过**:

患者双下肢踝及足掌关节肿胀变形破溃,灼热疼痛剧烈,入夜痛甚,不能入睡,近又复感染化脓,致使症情加重,不能行走。尿酸高达1700μmol/L,使用抗嘌呤类药物、泼尼松、抗生素,局部症状略缓解,患者仍十分痛苦,遂转中医内科会诊。

▶ **中医辨证论治**:

患者症状如上述。唯局部触诊皮肤灼红、炽热,质硬,触痛明显。破溃处流稠黄脓液,脉来洪大滑数,舌质红,苔干黄厚腻少津,且欲大口饮冷,舌下静脉迂曲紫暗如蚯蚓状。证属实热,且气血营阴俱热,伤阴灼络而致溃败,疼痛呻吟不止。法当大剂清热泻火止痛之剂,佐清热、凉血、解毒、救阴之品同投,以观效果。

▶ **选方**:

择三黄汤、白虎汤、银翘散、青黛散、五苓散、一贯煎之方义,加减化裁以治之。

▶ **用药**:

生大黄30g	龙胆草12g	川黄连15g	黄芩20g	葛根30g
知母15g	生石膏30g	金银花30g	连翘18g	牡丹皮15g
山栀12g	赤芍15g	杭白芍15g	泽泻18g	茵陈30g
猪苓30g	蝉蜕12g	僵蚕15g	全蝎12g	蜈蚣2条
车前子、车前草^各30g		地龙18g	芦根30g	白茅根30g
地丁18g	蒲公英30g	虎杖30g	白花蛇舌草30g	半边莲30g
天花粉30g	天冬30g	麦冬30g	大青叶30g	川黄柏15g

| 青黛5g(包煎) | 生蒲黄30g | 三七块5g | 怀牛膝30g | 川芎18g |
| 生甘草18g | 生地30g | 延胡索18g | 姜黄18g | |

上44味为1剂,3煎混合后取汁1 000ml,每隔6小时服1次,每日服4次,连服3剂,并嘱停服以上西药,以观疗效。

▶ **疗效观察:**

患者服毕上药3剂后,疼痛骤减,灼热肿胀消退,溃疡渐收,流脓血止。效不更方,嘱再进3剂。6日后灼热、疼痛止,肿消,唯有病灶局部皮肤微红,已可下地行走。于上方减生大黄为12g、龙胆草为10g、知母为12g、牡丹皮为12g、山栀为10g,去生石膏、青黛、延胡索、姜黄、蒲公英、地丁、生蒲黄。再服1周,仍3煎,每日4次,每服250ml,共服20天后,诸疾近愈而停药,追访3年未复发,且未服西药。

▶ **疗效分析:**

本病起自遗传因素,伴长期烟酒、膏粱厚味,而于中年发病,病后又欠休息。故方用大剂重泻肌肤、骨节、脉络之热毒。药用生大黄、龙胆草、川黄连、黄芩、川黄柏、连翘、金银花、地丁、蒲公英、牡丹皮、山栀、虎杖、白花蛇舌草、半边莲、赤芍、大青叶、青黛。又择葛根、生石膏、知母、白茅根、天冬、天花粉、生地清热凉血、去血中之热毒;再择葛根解肌,蜈蚣、全蝎、僵蚕、地龙、蝉蜕搜透脉络,托邪外出;车前子、车前草、芦根、猪苓、泽泻清热利湿;生蒲黄、赤芍、川芎、三七、怀牛膝行血活瘀,助药力渗透肌骨并增强药效,促病体恢复;此中使用延胡索、姜黄直接镇痛,效果显著。生甘草生津止渴,调和诸药,也为不可或缺之品。

▶ **诊后漫话:**

读者阅读至此,必生一念:笔者辨证治疗以上多种病症,如鼻渊(上焦湿热为病)、风疹(阴虚血燥风热为病)、口疮(营卫失和,痰浊郁火为病或痰火炽热上炎为病)、褐斑(心脾肝胆火盛为病)、水痘(湿热火毒蕴积为病)和牛皮癣(血中热毒伴风热风燥为病)等,尽皆实热蕴毒之候,制定的治疗法则、选用方剂和用药每多相同,除数味因辨证加减外,其他用药几乎大同小异。然也,此之谓异病同治也。说明了服从辨证论治的规律,是保证临床疗效的根本。此治疗方法适应中医临床的多种证候,也体现了中医治本的特点,辨证、遣方、用药,以及异病同治理论的可行性和有效性。此间医理的深奥、隐幽,实践的直接、有效,均值得我们用理性的思维和艰苦的奋斗,去进一步发掘它、证明它、推广它。

七十八、寒战(产褥治愈后)案

刘某,女,27岁

▶ **主诉**:肢体逆冷寒战,盖数床被而不得温,已历月余。

▶ **诊疗经过**:

分娩后感染,高热不退,周身疼痛,体温41℃,并出现高热惊厥。使用抗生素、激素、冰袋降温等治疗,感染得以控制,体温下降至37℃。唯患者自觉头、身、四肢由内而外发冷,全身关节痛疼,见风则寒战不止,睡时盖数被,起身着棉衣帽、手套、棉鞋而不得温煦,觉冷气自胸中出。西医做各项相关检查,均未见异常,无法医治,遂转中医内科治疗。

▶ **中医辨证论治**:

患者分娩,气血大衰,又复外感风寒,高热不退。此间使用抗生素、激素,并使用冰袋外敷、酒精擦浴等疗法,高热虽得以缓解,然患者气血更衰,损及肺肾之阳,致一身卫阳不固、营卫运行失和,气血难以温养经脉,故成上证。察舌见质淡、胖多津,苔水白厚腻,舌下静脉青紫,一派阴寒水冷之象。与以上症状相吻合,故采取急温肾阳、开达胸阳、温经脉、补气血、和营卫以治之。

▶ **选方**:

择参附汤、附子细辛汤、羌活胜湿汤、桂附八味丸、通窍活血汤之方义,加减化裁以治之。

▶ **用药**:

防风12g	防己12g	炙黄芪18g	冬白术12g	红参10g
制附子12g	瓜蒌皮18g	薤白15g	细辛5g	羌活12g
独活12g	制川乌6g	制草乌6g	桂枝18g	全当归15g
赤芍15g	杭白芍15g	三七块5g	川芎15g	桑枝18g
补骨脂15g	肉苁蓉15g	鹿角霜30g	淫羊藿15g	枸杞子15g
肉桂10g	干姜10g	炙甘草15g	红枣7枚	淮小麦30g

麦冬18g

上31味,浓煎2次,取汁600ml,1日2次分服,连服1周。

▶ **疗效观察:**

患者服药1周,症情骤减,肢体已不觉冷,寒战除。舌渐转红润,津少,薄白腻苔,但尚需着棉衣帽鞋,方可出门。遂又按上方继续给药1周,诸症尽解,自着深秋衣物往门诊致谢。

▶ **疗效分析:**

如辨证论治所述,治疗中首择红参、炙黄芪、冬白术大补元气;制附子、细辛温心肾之阳;瓜蒌皮、薤白温通胸阳;择防风、防己、制川乌、制草乌、桂枝、桑枝祛风湿,除阴寒之气;择全当归、川芎、三七、赤芍以行血活瘀;择补骨脂、肉苁蓉、鹿角霜、淫羊藿、枸杞子填补肾阳以暖气根,借活血药以透全身;择干姜、肉桂以温脾肾之阳,使后天得以温煦;最后择炙甘草、麦冬、红枣、淮小麦以和营卫、宁心神。故而达到扶正祛邪、行血活瘀、大补心脾肝肾、益血通络之目的。

▶ **诊后漫话:**

本案既有分娩失血,又复外感,邪壅正伤,闭其经脉,以致一身气血营卫为之寒凝而成是证。也有现代医学治疗中,使用大量激素虚其正气(即致使人体免疫功能下降),以及物理的冰冻降温,均致一身脉络虚闭,气血营卫为之滞塞,诸卫之阳气不得舒,而生一身具寒之重候。妇女产后疾病,此症较多,笔者诊此症不下百例,均证实了中医在解决此类病症中疗效明显,多有药到病去之功效。故专为介绍,以飨同仁。

跋

本书系先师高尔鑫教授在繁忙的工作和诊务之余,对历年所诊之疑难危重病证病案,分门别类进行分析、总结、反思而成的,时间跨度长达40余年,凝聚了老师一生临证之精华。本书共分上、下两卷,其中"心病门""肺病门""脾胃门""肝胆门""肾病门""血证门"为上卷,"妇女门""小儿门""杂病门"为下卷,共涉及疑难危重症案例78例,每个病案均由主诉、诊疗经过、中医辨证论治、选方、用药、疗效观察、疗效分析、诊后漫话等八个部分构成。老师希冀通过本书能够与读者分享其多年临证之经验,特别是在疑难危重病证诊疗过程中的所悟所得,对治疗处置中可能存在更优方法的反思,以期对同道及后学有所启发,从而推动治疗方法不断创新。2013年6月,本书在即将完成编写之际,因老师积劳成疾而中断,老师于2020年10月在与病魔抗争7余年后,驾鹤西去,尚有部分医案未能完成,实为杏林憾事,悲夫!

高老师1939年11月15日出生于湖南吉首,籍贯为安徽巢湖。幼年随父母颠沛于湘、渝之间,后得回安徽,在安庆、芜湖等地完成中学学业。年少时的老师成绩优异,心存高远,喜爱文学并立志从事与之相关工作,无奈世事弄人,无意间成为一名中医学子。于1959年考入安徽中医学院成为首届学生,起初心有不甘,念念难忘学习文学之初衷,对中医学的学习处于应付状态,直至实习时遇安徽中医名宿尚启东、吴香山等先生,震惊于他们对疑难危重症患者的精准诊断与卓越疗效,始信中医药之博大精深,值得毕生追究。遂立志于岐黄,读经典、拜名师、勤临床,注重"向书堆里钻,在病床边磨,于实践中体验,从学理上推求",经"始涉、探索、知谛、有得"四个阶段,学贯中西,终成一代名医,誉满江淮。是中华人民共和国中医药高等教育实行以来培养的第一代学子中的杰出代表之一。

高老师在本书中对疑难危重症的临证治疗经验的取得与其不平凡的经历有着密切的关系。高老师1965年本科毕业后被分配至芜湖市第一人民医院,主动要求去急诊科工作,认为只有在充满危难急重的急诊工作中才能更好地凝练对疾病规律把握的真知灼见。在急诊科工作过程中,有意识地把中医理法方药的理念和方法融入现代急救中,为后期的疑难危重症的处置打下了坚实基础。先是随安徽省第11巡回医疗队先后在寿县、宣城、泾县及皖北灵璧等地开展基层巡回医疗3年余,1970年又来到马鞍山市当涂县年陡乡,在当地卫生院工作数年。因当时医疗条件简陋,中医药简、便、廉、验的优势反而得以彰显,此间积累了因陋就简利用中医药挽救危重急症的大量经验。同时,老师深刻认识到师承在中医药传承中的特殊性和重要性,虚心向多位师长请教,特拜芜湖名医朱涛如先生为师,深得先生真传。为朱老先生编辑印制了《朱涛如临床经验》一书,其中诸多经验对笔者影响深远,如朱老先生创制的"新制龙牡汤"等在本书中多个案例中得到有效应用。

1972年,高老师调入安徽省芜湖中医学校,教授中医内科学并在学校门诊部应诊,中医理论与临床实践得到进一步提升。其有关中医药在治疗疑难危重病证中应用的观点,深得当代中医泰斗董建华国医大师赏识,他在为高老师另一本专著《医学新悟》所作的序言中赞之曰:"当代医家的一个重要任务就是努力发掘中医的精华,切实用之于临床实践。实际上,近年来不少同仁都在这方面做过积极探索和潜心研究,高尔鑫同志即是其中一位。"

1982年以后,因工作需要,高老师走上领导岗位,历任芜湖中医学校副校长、芜湖市中医院院长、安徽省卫生厅副厅长、安徽中医学院(现安徽中医药大学)院长。虽工作繁杂,仍拨冗向学,勤于思索,不辍笔耕,殊为难得,深受学界赞誉;无论身居何位,坚持不离临床一线,保持每周至少两个半天门诊,切实为患者服务,常秉"学医者当首怀济世救人之心志",时时为患者着想,深受群众好评;临证之际,乐于扶掖后学,精心讲解临证所得,倾囊相授,诲人不倦,深受学生爱戴;临证之余,"听读行思,兼行并施,且就点滴心得反复磨搓,于已得之上研讨新思路、新方法,务求思之有新,行之有得,得之有果",深得治学之要。

历经五十余载的不断探索和临证体悟,高老师逐渐形成了自己的学术思想和临证特色。临床上强调以"辨阴阳、识脏腑、定治则、施方药"十二字为临证之要旨,力倡中医辨证与西医辨病相结合,在中医辨证论治的基础上,参照基于现代科学技术的检测数据及结果,不仅能够丰富中医辨证论治的内容和方式,更是从实际出发,提高中医辨证论治水平的一种有益的尝试和创新。本书就是高老师相关学术思想应用于临床实践的有力例证。明乎此,则更能理解其对疑难危重患者施治之良苦用心,也不枉高老师一腔活人之心血。

谨以此书缅怀高老师,并致敬他为安徽省中医药事业做出的巨大贡献!

学生董昌武恭上

本书方剂索引

（以笔画为序）

一画

一贯煎（《续名医类案》）

　　组成：北沙参、麦冬、当归身、生地黄、枸杞子、川楝子。

　　功效：滋阴疏肝。

　　适应证：胸脘胁痛，吞酸吐苦，咽干口燥，舌红少津，脉细弱或虚弦。亦治疝气瘕聚。

二画

二陈汤（《太平惠民和剂局方》）

　　组成：半夏汤（洗七次）、橘红、白茯苓、炙甘草。

　　功效：燥湿化痰，理气和中。

　　适应证：咳嗽痰多易咯，胸膈满闷，恶心呕吐，肢体困倦，头眩心悸，舌苔白腻，脉沉滑。

二妙散（《丹溪心法》）

　　组成：台乌药（炒）、苍术（米泔水浸，炒）。

　　功效：清热燥湿。

　　适应证：筋骨疼痛，或两足痿软，或足膝红肿疼痛，或湿热带下，或下部湿疮、湿

疹，小便短赤，舌苔黄腻者。

二磨饮子（经验方）

　　组成：沉香、乌药各等份。

　　功效：行气散结，降气解郁。

　　适应证：肝气郁结，气机上逆之胸胁胀闷、咳喘等。

丁香柿蒂汤（《症因脉治》）

　　组成：丁香、生姜、柿蒂、人参。

　　功效：降逆止呃，温中益气。

　　适应证：呃逆不已，胸脘痞闷，舌淡苔白，脉沉迟。

十三太保方（《傅青主女科产后篇》）

　　组成：酒当归、黑芥穗、川芎、艾叶、炒枳壳、炙黄芪、酒菟丝、姜厚朴、羌活、去心川贝、酒白芍、生甘草、老生姜。

　　功效：安胎，催产。

　　适应证：胎动不安，腰酸腹痛，以及难产，可用于纠正胎位。

十灰散（《十药神书》）

　　组成：大蓟、小蓟、荷叶、侧柏叶、茅根、茜根、山栀、大黄、牡丹皮、棕榈皮各等分，烧灰存性。

　　功效：凉血止血。

　　适应证：血热妄行之上部出血证。呕血、吐血、咯血、嗽血、衄血等，血色鲜红，来势急暴，舌红，脉数。

十全大补汤《太平惠民和剂局方》

　　组成：人参、黄芪、白术、茯苓、当归、

川芎、白芍、干熟地黄、炒甘草。

功效:温补气血。

适应证:气血两虚证。

三画

三子养亲汤(《皆效方》)

组成:紫苏子、白芥子、莱菔子。

功效:温肺化痰,降气消食。

适应证:咳嗽喘逆,痰多胸痞,食少难消,舌苔白腻,脉滑。

三仁汤(《温病条辨》)

组成:杏仁、飞滑石、白通草、白蔻仁、竹叶、厚朴、生薏苡仁、半夏。

功效:宣畅气机,清利湿热。

适应证:头痛恶寒,身重疼痛,面色淡黄,胸闷不饥,午后身热,舌白不渴,脉弦细而濡等。

三甲复脉汤(《温病条辨》)

组成:炙甘草、干地黄、生白芍、不去心麦冬、阿胶、麻仁、生牡蛎、生鳖甲、生龟甲。

功效:滋阴复脉熄风。

适应证:主治下焦温病,热深厥甚,脉细促,心中儋儋大动,甚则心中痛。

三黄汤(《备急千金药方》)

组成:麻黄(去节),黄芪,黄芩,独活,细辛。

功效:清热祛湿,活血通络。

适应证:中风,手足拘挛,百节痛烦,烦热心乱,恶寒经日,不欲饮食。

大补阴丸(《丹溪心法》)

组成:台乌药炒褐色、知母酒浸后炒、熟地酒蒸、龟板酥炙、猪脊髓和丸。

功效:滋阴降火。

适应证:骨蒸潮热,盗汗遗精,咳嗽咯血,心烦易怒,足膝疼热或痿软,舌红少苔,尺脉数而有力。

大承气汤(《伤寒论》)

组成:大黄(酒洗)、芒硝、炙枳实、厚朴(去皮)。

功效:峻下热结。

适应证:阳明腑实证。大便不通,频转矢气,脘腹痞满,腹痛拒按,按之则硬,甚或潮热谵语,手足溅然汗出。舌苔黄燥起刺,或焦黑燥裂,脉沉实。

大黄龙胆汤《备急千金要方》

组成:龙胆、钩藤、柴胡、黄芩、桔梗、芍药、茯苓(一方作茯神)、甘草、蜣螂、大黄。

功效:退黄解毒,利湿清热。

适应证:血脉盛实,四肢惊搐,发热呕吐;亦治惊痫。

大黄牡丹皮汤(《金匮要略》)

组成:大黄、牡丹皮、桃仁、冬瓜子、芒硝。

功效:泻热破瘀,散结消肿。

适应证：肠痈，少腹肿痞，按之即痛如淋，小便自调，时时发热，自汗出，复恶寒，其脉迟紧者。

小建中汤（《伤寒论》）

组成：桂枝（去皮）、炙甘草、大枣、芍药、生姜切、胶饴。

功效：温中补虚，和里缓急。

适应证：脘腹拘急疼痛，时发时止，喜温喜按，神疲乏力，虚怯少气；或心中悸动，虚烦不宁，面色无华，或伴四肢酸楚；兼见手足烦热，咽干口燥，舌淡苔白，脉细弦。

千金苇茎汤（《备急千金要方》）

组成：苇茎、薏苡仁、冬瓜仁、桃仁。

功效：清肺化痰，逐瘀排脓。

适应证：身有微热，咳嗽吐痰色黄，甚则咳吐腥臭脓痰，胸中隐隐作痛，舌红苔黄腻，脉滑数。

四画

天王补心丹（《校注妇人良方》）

组成：生地黄、人参去芦、丹参、玄参、白茯苓、远志、桔梗、五味子、当归身、天冬、麦冬、柏子仁、炒酸枣仁。

功效：滋阴养血，补心安神。

适应证：阴亏血少者。

天麻钩藤饮（《杂病证治新义》）

组成：天麻、川牛膝、钩藤、石决明、山栀、杜仲、黄芩、益母草、桑寄生、夜交藤、朱茯神。

功效：平肝熄风，清热活血，补益肝肾。

适应证：头痛，眩晕，失眠多梦，或口苦面红，舌红苔黄，脉弦或数。

五子衍宗丸（《摄生众妙方》）

组成：枸杞子、菟丝子、覆盆子、五味子、车前子（包）。

功效：补肾益精。

适应证：阳痿不育，遗精早泄，腰痛，尿后余沥。

五皮饮（《华氏中藏经》）

组成：陈皮、茯苓皮、生姜皮、桑白皮、大腹皮。

功效：利水消肿，行气健脾。

适应证：主治皮水，一身悉肿，肢体沉重，胸腹胀满，上气喘促，小便不利，苔白腻，脉沉缓。

五苓散（《伤寒论》）

组成：猪苓、泽泻、白术、茯苓、桂枝。

功效：利水渗湿，温阳化气。

适应证：外感风寒，水湿内停证小便不利，头痛发热，烦渴欲饮，甚或水入即吐，苔白，脉浮。水湿内停之水肿，泄泻，小便不利。痰饮内停证脐下动悸，吐涎沫而头眩，或短气而咳者。

五虎追风散(史传恩家传方《中医杂志》)

组成:蝉蜕、天南星、明天麻、全虫(带尾)、僵蚕(炒)。

功效:祛风痰,止痉抽。

适应证:破伤风。症见牙关紧闭、角弓反张者。

五磨饮子(《医方考》)

组成:木香、沉香、槟榔、枳实、乌药各等分。用白酒磨服。

功效:行气降逆,宽胸散结。

适应证:七情郁结,脘腹胀满,或走注攻冲,以及暴怒暴死之气厥证。

少腹逐瘀汤(《医林改错》)

组成:小茴香(炒),干姜(炒),延胡索,没药(研),当归,川芎,官桂,赤芍,蒲黄生,灵脂(炒)。

功效:活血祛瘀,温经止痛。

适应证:少腹瘀血积块,疼痛或不痛,或痛而无积块,或少腹胀满,或经期腰酸,少腹作胀,或月经一个月见三五次,接连不断,断而又来,其色或紫或黑,或有瘀块,或崩漏兼少腹疼痛,或粉红兼白带者,或瘀血阻滞,久不受孕,舌暗苔白,脉沉弦而涩。

内消瘰疬丸(《疡医大全》)

组成:夏枯草、玄参、天花粉、甘草、青盐、白蔹、当归、海藻、枳壳、桔梗、川贝母、制大黄、薄荷、连翘、海蛤粉、生地黄、硝石。

功效:软坚散结,化痰消瘿。

适应证:主要用于治疗颈淋巴结结核、结核瘤、肛瘘等病症。

牛黄解毒丸(《中华人民共和国药典》)

组成:人工牛黄、雄黄、石膏、大黄、黄芩、桔梗、冰片、甘草。

功效:清热解毒。

适应证:火热内盛,咽喉肿痛,牙龈肿痛,口舌生疮,目赤肿痛。

丹参饮(《时方歌括》卷下)

组成:丹参、檀香、砂仁。

功效:活血祛瘀,行气止痛。

适应证:胸胁胀闷,走窜疼痛,急躁易怒,胁下痞块,刺痛拒按。妇女可见闭经或痛经,经色紫暗有块,舌质紫暗或见瘀斑,脉涩。

丹栀逍遥散(《内科摘要》)

组成:牡丹皮、栀子(炒焦)、茯苓、白术(土炒)、薄荷、甘草(蜜炙)、柴胡(酒制)、白芍(酒炒)、当归。

功效:疏肝健脾,和血调经。

适应证:肝脾血虚,化火生热,症见急躁易怒,或盗汗自汗,或头痛目涩,或颧红口干,或月经不调,少腹胀痛,小便涩痛等。

六一散(《黄帝素问宣明论方》)

组成:滑石,甘草。

功效:清暑利湿。

适应证:身热烦渴,小便不利,或泄泻。

六味地黄丸(《小儿药证直诀》)

组成:地炒熟八钱,山萸肉、干山药各四钱,泽泻、牡丹皮、茯苓去皮。

功效:填精滋阴补肾。

适应证:腰膝酸软,头晕目眩,视物昏花,耳鸣耳聋,盗汗,遗精,消渴,骨蒸潮热,手足心热,舌燥咽痛,牙齿动摇,足跟作痛,以及小儿囟门不闭,舌红少苔,脉沉细数。

六磨饮子(《世医得效方》)

组成:槟榔、沉香、木香、乌药、大黄、枳壳各等分。

功效:行气降逆,通便导滞。

适应证:气滞腹胀,胁腹痞满或腹中胀痛,大便秘结,纳食减少,舌苔白腻,脉弦。

五画

玉屏风散(《丹溪心法》)

组成:防风、黄芪(蜜炙)、白术、大枣。

功效:益气、固表、止汗。

适应证:表虚自汗,以及肺卫气虚,腠理不固,易感风邪者。

玉真散(《外科正宗》)

组成:天南星、防风、白芷、天麻、羌活、白附子各等分。

功效:祛风止痉。

适应证:牙关紧急,口撮唇紧,身体强直,角弓反张,脉弦紧。

甘麦大枣汤(《金匮要略》)

组成:甘草、小麦、大枣。

功效:养心安神,和中缓急。

适应证:主治脏躁。

布袋丸(《补要袖珍小儿方论》)

组成:夜明砂(拣净)、芜荑(炒,去皮)、使君子、白茯苓(去皮)、白术(无油者,去芦)、人参(去芦)、甘草、芦荟(研细)。

功效:杀蛔清热,补中益脾。

适应证:儿童虫疳。表现为面黄目暗,肢细,体热腹大等。

龙胆汤(《备急千金要方》)

组成:龙胆、钩藤皮、柴胡、黄芩、桔梗、芍药、茯苓、甘草、蜣螂、大黄。

功效:清热舒利。

适应证:婴儿发热,呕吐下利,舌上生疮,毛发不泽,脐风,惊痫。

龙胆泻肝汤(《医方集解》引《太平惠民和剂局方》)

组成:龙胆草(酒炒)、黄芩(炒)、栀子(酒炒)、泽泻、木通、车前子、当归(酒洗)、生地黄酒炒、柴胡、甘草(生用)。

功效:清泻肝胆实火,清利肝经湿热。

适应证:头痛目赤,胁痛,口苦,耳聋,耳肿,舌红苔黄,脉弦数有力。阴肿,阴痒,筋痿,阴汗,小便淋浊,或妇女带下黄臭,舌红苔黄腻,脉弦数有力。

平胃散(《简要济众方》)

组成:苍术去黑皮,捣为粗末,炒黄色,厚朴去粗皮,涂生姜汁,炙令香熟,陈橘皮洗令净,焙干,甘草炙黄。

功效:燥湿运脾,行气和胃。

适应证:脘腹胀满,不思饮食,口淡无味,恶心呕吐,嗳气吞酸,肢体沉重,怠惰嗜卧,常多自利,舌苔白腻而厚,脉缓。

归元汤(《医学集成》)

组成:熟地、附子、当归、人参、焦术、故纸、薏苡仁、芡实、山药、杜仲、炮姜、防风。

功效:脾肾双补,归元聪耳。

适应证:老年耳聋。

四物汤(《太平惠民和剂局方》)

组成:白芍药、川当归、熟地黄、川芎各等分。

功效:补血活血。

适应证:心悸失眠,头晕目眩,面色无华,妇人月经不调,经量少或闭经,表现为舌淡,脉细弦或细涩。

四逆汤(《伤寒论》)

组成:附子(生用),干姜,炙甘草。

功效:温中祛寒,回阳救逆之功效。

适应证:阳虚欲脱,冷汗自出,四肢厥逆,下利清谷,脉微欲绝。

四神丸(《证治准绳》)

组成:补骨脂(盐炒)、吴茱萸(制)、肉豆蔻(煨)、五味子(醋制)、大枣(去核)。

功效:温肾散寒,涩肠止泻。

适应证:肠鸣腹胀,五更泄泻,食少不化,久泻不止,面黄肢冷。

四磨饮子(《济生方》)

组成:人参,槟榔,沉香,台乌药。

功效:行气降逆,宽胸散结。

适应证:肝郁气逆。症见胸膈胀闷,上气喘气,心下痞满,不思饮食,苔白脉弦。

生化汤(《傅青主女科》)

组成:全当归、川芎、桃仁(去皮尖,研)、干姜(炮黑)、甘草(炙)。

功效:养血祛瘀,温经止痛。

适应证:产后恶露不行,小腹冷痛。常用于治疗产后子宫复旧不良、产后宫缩疼痛、胎盘残留等属产后血虚寒凝,瘀血内阻者。

生脉散(《内外伤辨惑论》)

组成:人参、麦冬、五味子。

功效:益气生津,敛阴止汗。

适应证:汗多神疲,体倦乏力,气短懒言,咽干口渴,舌干红少苔,脉虚数。

失笑散(《太平惠民和剂局方》)

组成:蒲黄炒香,五灵脂酒研,淘去沙土,各等分。

功效:活血祛瘀,散结止痛。

适应证:心胸刺痛,脘腹疼痛,或产后恶露不行,或月经不调,少腹急痛。

白虎汤(《伤寒论》)

组成:石膏、知母、炙甘草、粳米。

功效:清热生津。

适应证:阳明气分热盛证。壮热面赤,烦渴引饮,汗出恶热,脉洪大有力。

白扁豆汤(自拟经验方《朱涛如临证经验》)

组成:白扁豆、淮山药、莲子肉、合欢皮、甜橘白、香橼皮、炙甘草、生薏苡仁、白云苓、白蔻仁。

功效:健脾利湿。

适应证:身重而四肢倦怠,两腿作酸,脉沉迟或濡缓,舌淡苔少或苔白腻。

瓜蒌薤白白酒汤(《金匮要略》)

组成:瓜蒌(实捣)、薤白、白酒。

功效:化痰行气,通阳散结。

适应证:胸痹,喘息咳唾,胸背痛,短气,寸口脉沉而迟,关上小紧数。

瓜蒌薤白半夏汤(《金匮要略》)

组成:瓜蒌(实捣)、薤白、半夏、白酒。

功效:通阳散结,祛痰宽胸。

适应证:胸痹而痰浊较甚,胸痛彻背,不能安卧者,短气,或痰多黏而白,舌质紫暗或有暗点,苔白或腻,脉迟。

半夏细辛汤(《太平圣惠方》卷三十五)

组成:半夏(水洗七遍去滑)、射干、牛蒡子、杏仁(水浸,去皮尖双仁,麸炒微黄)、羚羊角屑、木通、桔梗、昆布(洗去咸)、槟榔、枳壳(麸炒微黄)、赤茯苓、炙甘草。

功效:理气化痰,降火散结。

适应证:瘿瘤,咽喉肿塞,心胸烦闷。

六画

加味茯苓皮汤(自拟方经验方《医学新悟》)

组成:茯苓皮、大腹皮、苦桔梗、北连翘、焦山栀、白通丝、薏苡仁、藿香、薄荷、煨草果、黄芩、炒神曲、芦根。

功效:清热利湿,醒脾和中。

适应证:湿热内阻,气机阻滞症见首重如裹,肢体酸楚,偶有畏风怕冷,时有昏蒙,口干不欲饮,胸闷时烦,腹胀大便结,溲短赤而热,面垢,舌淡胖舌尖红,苔腻根厚,脉濡滑微数。

地黄饮子《圣济总录》

组成:熟干地黄(焙)、巴戟天(去心)、

山茱萸(炒)、石斛(去根)、肉苁蓉(酒浸,切焙)、附子(炮裂,去皮脐)、五味子(炒)、官桂(去粗皮)、白茯苓(去黑皮)、麦冬(去心,焙)、菖蒲、远志(去心)。

功效:滋肾阴,补肾阳,开窍化痰。

适应证:舌强不能言,足废不能用,口干不欲饮,足冷面赤,脉沉细弱。

芍药汤(《素问病机气宜保命集》)

组成:芍药、当归、川黄连、槟榔、木香、炙甘草、大黄、黄芩、官桂。

功效:清热燥湿,调气活血。

适应证:腹痛,便脓血,赤白相兼,里急后重,肛门灼热,小便短赤,舌苔黄腻,脉弦数。

百合固金汤(《医方集解》引赵蕺庵方)

组成:百合、熟地黄、生地黄、当归身、白芍、甘草、桔梗、玄参、贝母、麦冬。

功效:养阴润肺,止咳化痰。

适应证:咳嗽吐痰,或痰中带血,咽喉燥痛,潮热盗汗,舌红少苔,脉细数。

当归生姜羊肉汤(《金匮要略》)

组成:当归,生姜,羊肉。

功效:温中补虚,祛寒止痛。

适应证:寒疝腹中痛及胁痛里急者;产后腹中疗痛,腹中寒疝,虚劳不足。

血府逐瘀汤(《医林改错》)

组成:桃仁、红花、当归、生地黄、牛膝、川芎、桔梗、赤芍、枳壳、甘草、柴胡。

功效:活血化瘀,行气止痛。

适应证:胸痛,头痛,日久不愈,痛如针刺而有定处,或呃逆日久不止,或饮水即呛,干呕,或内热瞀闷,或心悸怔忡,失眠多梦,急躁易怒,入暮潮热,唇暗或两目暗黑,舌质暗红,或舌有瘀斑、瘀点,脉涩或弦紧。

安宫牛黄丸(《温病条辨》)

组成:牛黄、川黄连、冰片、郁金、生栀子、麝香、犀角(水牛角代)、雄黄、黄芩、朱砂、珍珠。

功效:清热解毒,豁痰开窍。

适应证:中风昏迷。

导赤散(《小儿药证直诀》)

组成:生地黄、木通、生甘草梢。

功效:清心养阴,利水通淋。

适应证:本方常用于治疗口腔炎、鹅口疮、小儿夜啼或急性泌尿系统感染等。

防风通圣散(《宣明论方》)

组成:防风、川芎、当归、芍药、大黄、薄荷叶、麻黄、连翘、芒硝、石膏、黄芩、桔梗、滑石、生甘草、荆芥穗、白术、栀子。

功效:发汗达表,疏风退热。

适应证:憎寒壮热无汗,口苦咽干,二便秘涩,舌苔黄腻,脉数。

七画

抗结核丸方（自拟经验方）

　　组成：丹参、制首乌、川黄连、蒸百部四味药为丸。

　　功效：滋阴养血，清热杀虫。

　　适应证：阴血亏虚，骨蒸潮热之结核病。

苍耳子散（《济生方》）

　　组成：辛夷仁、苍耳子、香白芷、薄荷叶。

　　功效：疏风止痛，通利鼻窍。

　　适应证：鼻渊，鼻流浊涕不止属风邪上攻者。

芦根汤（《医学入门·卷四》）

　　组成：芦根、麦冬、人参、干葛、知母、竹茹。

　　功效：清肺热，泻脾火。

　　适应证：治脾肺之热熏目，赤痒生翳。

苏子降气丸（《太平惠民和剂局方》）

　　组成：紫苏子、半夏、当归、甘草、前胡、厚朴、肉桂。

　　功效：降气平喘，祛痰止咳。

　　适应证：上实下虚喘咳证。痰涎壅盛，胸膈满闷，喘咳短气，呼多吸少，或腰疼脚弱，肢体倦怠，或肢体水肿，舌苔白滑或白腻，脉弦滑。

杏苏饮（《温病条辨》）

　　组成：苏叶、杏仁、半夏、茯苓、前胡、陈皮、桔梗、枳壳、甘草、生姜、大枣。

　　功效：轻宣温润，止咳化痰。

　　适应证：外感凉燥者。

连梅安蛔汤（《重订通俗伤寒论》）

　　组成：川黄连、乌梅、台乌药（炒）、使君子、槟榔、川椒（炒）、金铃炭、细辛、土茯苓、赤芍。

　　功效：安蛔止痛，清热导滞，佐以凉血。

　　适应证：饥不欲食，食则吐蛔，甚则蛔暖不安，脘痛烦躁，昏乱欲死。

龟鹿二仙胶（《医便》）

　　组成：鹿角（新鲜麋鹿杀，角解的不用，马鹿角不用，去角脑梢骨二寸绝断，劈开，净用）、龟板（去弦，洗净，捶碎）、人参、枸杞子。

　　功效：滋阴填精，益气壮阳。

　　适应证：腰膝酸软，形体消瘦，两目昏花，发脱齿摇，阳痿遗精，久不孕育。

羌活胜湿汤（《脾胃论》）

　　组成：羌活、独活、藁本、防风、甘草（炙）、蔓荆子、川芎。

　　功效：祛风，胜湿，止痛。

　　适应证：肩背痛不可回顾，头痛身重，或腰脊疼痛，难以转侧，苔白，脉浮。

补中益气汤(《脾胃论》)

组成:黄芪、人参(党参)、白术、炙甘草、当归、陈皮、升麻、柴胡、生姜、大枣。

功效:补中益气,升阳举陷。

适应证:①脾胃气虚症见身热自汗,渴喜热饮,少气懒言,体倦肢软,面色萎黄,大便稀溏,舌淡,脉虚大无力。②气虚下陷症见脱肛、子宫脱垂、久泻久痢、崩漏等。

阿胶鸡子黄汤《通俗伤寒论》

组成:陈阿胶(烊冲)、生白芍、石决明、双钩藤、生地、清炙草、生牡蛎、络石藤、茯神木、鸡子黄(先煎带水)。

功效:滋阴养血,柔肝熄风。

适应证:筋脉拘急,手足瘛疭,心烦不寐或头目眩晕,舌绛少苔,脉细数。

附子细辛汤(《杏苑生春·卷五》)

组成:黑附子、细辛、白术、川芎、甘草(炙)、生姜。

功效:散寒除湿。

适应证:少阴头疼,足寒气逆,脉细。

附子理中汤(《阎氏小儿方论》)

组成:大附子(炮)、人参(去芦)、干姜(炮)、甘草(炙)、白术。

功效:温阳祛寒,益气健脾。

适应证:脾胃虚寒,风冷相乘。心痛,霍乱吐痢转筋。

八画

青蒿鳖甲汤(《温病条辨》)

组成:青蒿、鳖甲、细生地、知母、牡丹皮。

功效:养阴透热。

适应证:夜热早凉,热退无汗,舌红少苔,脉细数。

青黛散(《中医外科学讲义》)

组成:青黛、石膏、滑石、台乌药。

功效:收湿止痒,清热解毒。

适应证:湿疹,症见焮肿痒痛出水者。

虎杖汤(自拟方经验方,又名除痹汤《医学新悟》)

组成:桂枝、羌独、川芎、虎杖、防风、寻骨风、木瓜、白花蛇、淫羊藿。

功效:祛风湿,通经络,止痹痛。

适应证:急性风湿热,症见游走性关节肿胀疼痛或兼皮下结节、环形红斑或兼发热。

定痛汤(自拟方经验方,《中国名老中医药专家学术经验集·卷五》)

组成:罂粟壳、延胡索、广郁金、丹参、降香、红花、赤芍。

功效:行气活血,祛瘀止痛。

适应证:气滞血瘀,脉络不通之胸痹(冠心病心绞痛),症见胸前区疼痛。

固肾丸(《嵩崖尊生全书·卷十三》)

组成:牛膝、萆薢、杜仲、防风、蒺藜、菟丝子、肉苁蓉、胡芦巴、破故纸,官桂减半。

功效:补肝肾,强腰膝,祛风湿,通经络。

适应证:肝肾不足,风湿乘之,腰痛酸软。

知柏地黄丸(《医宗金鉴》)

组成:知母、熟地黄、台乌药、山茱萸(制)、山药、牡丹皮、茯苓、泽泻。

功效:滋阴清热。

适应证:阴虚火旺,潮热盗汗,口干咽痛,耳鸣遗精,小便短赤。

金铃子散《太平圣惠方》

组成:金铃子、延胡索。

功效:疏肝泄热,活血止痛。

适应证:心胸胁肋脘腹诸痛,时发时止,口苦,舌红苔黄,脉弦数。

金匮肾气丸(《金匮要略》)

组成:地黄、山药、山茱萸(酒炙)、茯苓、牡丹皮、泽泻、桂枝、附子(制)。辅料为蜂蜜。

功效:温补肾阳,化气行水。

适应证:用于肾虚水肿,腰膝酸软,小便不利,畏寒肢冷。

肥儿丸(《太平惠民和剂局方》)

组成:炒神曲、川黄连(去须)、肉豆蔻(面裹煨)、使君子(去皮)、炒麦芽、槟榔、木香。

功效:杀虫消积,健脾清热。

适应证:儿童多瞬症、小儿口疮、小儿厌食、小儿顽固性荨麻疹等病症。

炙甘草汤(《伤寒论》)

组成:炙甘草、生姜、人参、生地、桂枝(去皮)、阿胶、麦冬(去心)、麻仁、大枣。

功效:滋阴养血,益气温阳,复脉定悸。

适应证:心动悸,脉结代,虚羸少气,舌光少苔,或质干而瘦小者。虚劳肺痿。

参苏饮(《太平惠民和剂局方》)

组成:人参、紫苏叶、干葛、半夏、前胡、茯苓、枳壳、桔梗、木香、陈皮、甘草。

功效:益气解表,理气化痰。

适应证:临床主要用于治疗上呼吸道感染、毛细支气管炎及泄泻等病症。

参附汤(《正体类要·卷五十九》)

组成:人参、附子(炮,去皮、脐)。

功效:回阳固脱。

适应证:阳气暴脱,手足逆冷,头晕气短,汗出脉微。

参苓白术散(《太平惠民和剂局方》)

组成:莲子肉(去皮)、薏苡仁、缩砂仁、桔梗(炒深黄色)、白扁豆(姜汁浸,去皮,微炒)、白茯苓、人参(去芦)、炒甘草、白术、山药。

功效：益气补脾，渗湿止泻。

适应证：饮食不化，胸脘痞闷，肠鸣泄泻，四肢乏力，形体消瘦，面色萎黄，舌淡苔白腻，脉虚缓。

九画

荆防败毒散（《摄生众妙方·卷八》）

组成：羌活、独活、柴胡、前胡、枳壳、茯苓、荆芥、防风、桔梗、川芎、甘草。

功效：发汗解表，散风祛湿。

适应证：恶寒发热，头疼身痛，胸闷咳嗽，痰多色白，苔白脉浮，以及一切疮疡肿毒，肿痛发热，左手脉浮数者。

茵陈蒿汤（《伤寒论》）

组成：茵陈、栀子、大黄（去皮）。

功效：清热，利湿，退黄。

适应证：湿热黄疸。

茯苓皮汤（《温病条辨》）

组成：茯苓皮、生薏苡仁、猪苓、大腹皮、白通草、淡竹叶。

功效：利湿分消。

适应证：治湿温，吸受秽湿，三焦分布，热蒸头胀，身痛呕逆，小便不通，神志昏迷，舌白，渴不多饮；用芳香通神利窍之安宫牛黄丸后，湿浊内阻者。

茯苓桂枝汤（《圣济总录·卷二十五》）

组成：赤茯苓（去黑皮）、桂（去粗皮）、半夏（汤洗7遍，炒干）、甘草（炙，锉）。

功效：温化水饮。

适应证：伤寒发汗后，引饮过多，心下悸动。

枳实导滞丸（《内外伤辨惑论》）

组成：枳实（炒）、大黄、川黄连（姜汁炒）、黄芩、六神曲（炒）、白术（炒）、茯苓、泽泻。

功效：消积导滞，清利湿热。

适应证：湿热食积者。

栀子柏皮汤（《伤寒论》）

组成：肥栀子（劈）、甘草（炙）、台乌药。

功效：清泄湿热。

适应证：伤寒，身黄发热者。

牵牛散（《永类钤方》）

组成：牵牛（生，为末）。

功效：逐水泄热。

适应证：小儿膀胱实热，腹胀，小便赤涩，水气流肿，结胸伤寒，心腹硬痛，疝气攻肾耳聋，风疹，阴疝核肿。

牵正散（《杨氏家藏方》）

组成：白附子、白僵蚕、全蝎（去毒）。

功效：祛风化痰，通络止痉。

适应证：口眼㖞斜，或面肌抽动，舌淡红，苔白。

钩藤饮（《中医方剂大辞典》）

组成：钩藤、陈皮、半夏、麦冬、茯苓、石膏、人参、菊花、防风、甘草。

功效:健脾化痰,熄风清热。

适应证:痰热化风症见头蒙目眩,胸闷呕恶,腹胀纳差,舌红苔黄腻,脉滑数。

香连丸(《太平惠民和剂局方》)

组成:川黄连(与吴茱萸同炒,去吴茱萸不用),木香。

功效:清热化湿,行气止痢。

适应证:湿热痢疾症见胸膈痞闷,赤白痢下,腹痛里急。

香砂养胃丸(《杂病源流犀烛》)

组成:木香、砂仁、白术、陈皮、茯苓、半夏(制)、香附(醋制)、枳实(炒)、豆蔻(去壳)、厚朴(姜制)、广藿香、甘草、生姜、大枣。

功效:温中和胃。

适应证:胃痛隐隐,脘闷不舒,呕吐酸水,嘈杂不适,不思饮食,四肢倦怠。

独参汤(《十药神书》)

组成:人参。

功效:大补元气,回阳固脱。

适应证:面色苍白,肢冷汗多,呼吸微弱,脉微欲绝。

活血逐瘀汤(《赵炳南临床经验集》)

组成:白僵蚕、三棱、莪术、白芥子、厚朴、橘红、土贝母、沉香。

功效:活血逐瘀,软坚内消。

适应证:腹部包块,乳气疝,鹤膝风等。

祛脂汤(自拟方,《医学新悟》)

组成:茵陈、山楂、金银花、丹参、虎杖、制首乌、龙须草、茶树根、广郁金。

功效:理气健脾,清利湿热,行血逐瘀。

适应证:气滞湿阻日久化热、痰瘀互结之高脂血症。

十画

桃红四物汤(《医宗金鉴》)

组成:当归、熟地、川芎、白芍、桃仁、红花。

功效:养血,活血,逐瘀。

适应证:血虚血瘀之头空痛,肢体麻木不仁,健忘,面色淡暗,视物模糊,心悸,经期超前,量多色紫黏稠,或有块状伴腹痛腹胀,舌质淡暗,脉细涩。

柴胡疏肝散(《景岳全书》)

组成:陈皮(醋炒)、柴胡、川芎、枳壳(麸炒)、芍药、炙甘草、香附。

功效:疏肝解郁,行气止痛。

适应证:胁肋疼痛,胸闷善太息,情志抑郁易怒,或嗳气,脘腹胀满,脉弦。

通窍活血汤(《医林改错·上卷》)

组成:赤芍、川芎、桃仁(研泥)、红枣(去核)、红花、老葱(切碎)、鲜姜(切碎)、麝香(绢包)。

功效:活血化瘀,通窍活络。

适应证:偏头痛,日久不愈,头面瘀血,头发脱落,眼疼白珠红,酒渣鼻,久聋,紫白癜风,牙疳,妇女干血痨,小儿疳证等。

桑菊饮(《温病条辨》)

组成:桑叶、菊花、杏仁、连翘、薄荷、苦桔梗、甘草、苇根。

功效:疏风清热,宣肺止咳。

适应证:咳嗽,身热不甚,口微渴,苔薄白,脉浮数。

十一画

理中安蛔汤(《伤寒全生集》)

组成:人参、白术、干姜、川椒(炒)、乌梅、茯苓。

功效:温中安蛔。

适应证:蛔虫腹痛,便溏溲清,手足不温。

黄连上清丸(《中华人民共和国药典》)

组成:川黄连、栀子(姜制)、连翘、蔓荆子(炒)、防风、荆芥穗、白芷、黄芩、菊花、薄荷、大黄(酒炙)、台乌药(酒炒)、桔梗、川芎、石膏、旋覆花、甘草。

功效:清热通便,散风止痛。

适应证:头昏脑涨,牙龈肿痛,口舌生疮,咽喉红肿,耳痛耳鸣,暴发火眼,大便干燥,小便黄赤。

黄连泻心汤(《外科正宗·卷四》)

组成:川黄连、山栀、荆芥、黄芩、连翘、木通、薄荷、牛蒡子、甘草。

功效:清心泻火。

适应证:心火妄动,结成重舌、木舌、紫舌,肿胀坚硬,语言不利。

黄连解毒汤(出自《肘后备急方》,名见《外台秘要》)

组成:川黄连、黄芩、台乌药、栀子。

功效:泻火解毒。

适应证:大热烦躁,口燥咽干,错语不眠;或热病吐血、衄血;或热甚发斑,或身热下利,或湿热黄疸;或外科痈疡疔毒。小便黄赤,舌红苔黄,脉数有力。

银翘散(《温病条辨·卷一》)

组成:连翘、金银花、苦桔梗、薄荷、竹叶、生甘草、荆芥穗、淡豆豉、牛蒡子。

功效:辛凉透表,清热解毒。

适应证:发热无汗,或有汗不畅,微恶风寒,头痛口渴,咳嗽咽痛,舌尖红,苔薄白或薄黄,脉浮数。

麻子仁丸(《伤寒论》)

组成:火麻仁、芍药、枳实、大黄、厚朴、杏仁。

功效:润肠泻热,行气通便。

适应证:肠胃燥热,脾约便秘证。大便干结,小便频数,苔微黄少津。

麻杏石甘汤(《伤寒论》)

组成：麻黄(去节)、杏仁(去皮尖)、甘草(炙)、石膏(碎，锦裹)。

功效：辛凉宣泄，清肺平喘。

适应证：外感风邪，邪热壅肺证。身热不解，咳逆气急，鼻煽，口渴，有汗或无汗，舌苔薄白或黄，脉滑而数者。

羚羊角汤(《医醇剩义》)

组成：羚羊角、龟板、生地、白芍、牡丹皮、柴胡、薄荷、菊花、夏枯草、蝉蜕、红枣、生石决。

功效：滋阴潜阳，清肝熄风。

适应证：肝阳上亢，头痛如劈，筋脉抽掣，痛连目珠。

清络饮(《温病条辨》)

组成：鲜荷叶边、鲜金银花、西瓜翠衣、鲜扁豆花、丝瓜皮、鲜竹叶心。

功效：清透暑热。

适应证：夏月中暑、小儿夏季热等。

清热甘露饮(《医宗金鉴》)

组成：生地黄、麦冬(去心)、石斛、知母(生)、枇杷叶(蜜炙)、石膏(煅)、甘草(生)、茵陈蒿、黄芩。

功效：清热生津。

适应证：形体干瘦，面黄发枯，不时大渴引饮，心神烦热。

清温败毒汤(《疫疹一得》)

组成：生石膏、生地黄、川黄连、栀子、桔梗、黄芩、知母、赤芍、玄参、连翘、竹叶、甘草、牡丹皮。

功效：清热解毒，凉血泻火。

适应证：大热渴饮，头痛如劈，干呕狂躁，谵语神昏，或发斑疹，或吐血、衄血，四肢或抽搐，舌绛唇焦，脉沉数，可沉细而数，或浮大而数。

清燥救肺汤(《医门法律》)

组成：霜桑叶、石膏、人参、甘草、胡麻仁、真阿胶、麦冬、杏仁、枇杷叶。

功效：轻宣达表，清肺润燥。

适应证：温燥伤肺，头痛身热，干咳无痰，气喘胸胀，心烦口渴，舌苔薄白少津，尖边俱红者。

惊气丸(《太平惠民和剂局方》)

组成：紫苏子(炒)、橘红、南木香、附子(生，去皮、脐)、麻黄(去根节)、花蛇(酒浸，炙，去皮、骨)、白僵蚕(微炒)、南星(洗，浸，薄切，姜汁浸一宿)、天麻(去苗)、朱砂(研)、干蝎(去尾针，微炒)。

功效：祛风化痰，镇惊安神。

适应证：惊气症见惊忧积气，心受风邪，牙关紧急，神志昏蒙，醒则精神若痴。

十二画

葛根芩连汤(《伤寒论》)

组成：葛根、炙甘草、黄芩、川黄连。

功效：解表清里。

适应证:表证未解,里热甚者。

葶苈大枣泻肺汤(《金匮要略》)

组成:葶苈(熬令黄色,捣丸,如弹子大)、大枣。

功效:利水平喘。

适应证:肺痈,喘不得卧,肺痈,胸满胀,一身面目水肿,鼻塞,清涕出,不闻香臭酸辛,咳逆上气,喘鸣迫塞,支饮胸满者。

蒌白泻肺汤(经验方《朱涛如临证经验》)

组成:瓜蒌仁、生白前、蒸百部、北沙参、天冬、麦冬、冬桑叶、桑白皮、焦枳壳。

功效:清泻肺热,润肺止咳。

适应证:肺热日久耗伤肺阴之咳喘。

紫苏饮(《普济本事方·卷十》)

组成:大腹皮、人参(去芦)、川芎(洗)、陈橘皮(去白)、白芍药、当归(洗,去芦,薄切)、紫苏茎叶、甘草(炙)。

功效:理气护胎,达生安胎。

适应证:妊娠胎气上逼,胸膈胀满疼痛,谓之子悬;兼治临产惊恐气结,连日不产者。

紫雪丹(《外台秘要》)

组成:石膏、寒水石、滑石、磁石、犀角(现水牛角代)屑、羚羊角屑、沉香、青木香、玄参、升麻、炙甘草、丁子香、黄金、硝石、朴硝(精者)、朱砂、麝香。

功效:清热开窍,镇痉安神。

适应证:温热病,热陷心包。症见高热烦躁,神昏谵语,痉厥,斑疹吐衄,口渴引饮,唇焦齿燥,尿赤便秘,舌红绛,苔干黄,脉数有力或弦数。

温经汤(《金匮要略》)

组成:吴茱萸、麦冬、当归、芍药、川芎、人参、桂枝、阿胶、牡丹皮(去心)、生姜、甘草、半夏。

功效:温经散寒,养血祛瘀。

适应证:症见漏下不止,血色暗而有块,淋漓不畅,或月经超前或延后,或逾期不止,或一月再行,或经停不至,而见少腹里急,腹满,傍晚发热,手心烦热,唇口干燥,舌质暗红,脉细而涩。亦治妇人宫冷,久不受孕。

疏肝解郁汤(《中医妇科治疗学》)

组成:香附、青皮、柴胡、郁金、丹参、川芎、红泽兰、延胡索、金铃炭。

功效:疏肝解郁。

适应证:肝郁气滞的经行不畅,色淡红,量少,间有血块,胸胁均胀,有时嗳气,舌苔黄,脉弦。

犀角地黄汤(《外台秘要》)

组成:犀角、生地、芍药、牡丹皮。

功效:清热解毒,凉血散瘀。

适应证:热扰心神,身热谵语,舌绛起刺,脉细数;热伤血络,斑色紫黑、吐血、衄血、便血、尿血等,舌绛红,脉数;蓄血瘀热,喜忘如狂,漱水不欲咽,大便色黑易解等。

痛泻要方(《丹溪心法》)

组成:陈皮、白术、白芍、防风。

功效:补脾柔肝,祛湿止泻。

适应证:肠鸣腹痛,大便泄泻,泻必腹痛,泻后痛缓,左弦右缓。

十三画

新制龙牡汤(经验方,《朱涛如临证经验》)

组成:生牡蛎、花龙骨、大熟地、阿胶、酥龟板、杭白芍、酸枣仁、朱茯神、大麦冬、粉丹皮、甘草。

功效:养阴潜阳。

适应证:头晕目眩,脉来弦数而大。证属肾水不足,水不涵木,肝阳上逆不潜。

十四画

磁朱丸(《备急千金要方》)

组成:神曲、磁石、朱砂。

功效:摄纳浮阳,镇心明目。

适应证:心悸失眠,头晕眼花,耳聋耳鸣,癫痫,脉细数。

酸枣仁汤(《金匮要略》)

组成:酸枣仁(炒)、甘草、知母、茯苓、川芎。

功效:养血安神,清热除烦。

适应证:虚烦失眠,心悸不安,头目眩晕,咽干口燥,舌红,脉弦细。

蝉花散(《小儿药证直诀》)

组成:蝉花(和壳)、白僵蚕(直者,酒炒熟)、甘草(炙)、延胡索。

功效:惊风,夜啼,咬牙。

适应证:咳嗽,咽喉肿痛。

熄风煎(经验方《朱涛如临证经验》)

组成:桑叶、桑白皮、北连翘、净蝉蜕、赤白芍、粉丹皮、桑寄生、焦山栀、苦杏仁、焦枳壳、薄荷叶、甘草。

功效:清透宣泄,熄风止痒。

适应证:风疹块,色红鲜泽,搔之奇痒,伴心烦不安,脉浮弦数。

十五画

镇肝熄风汤(《医学衷中参西录》)

组成:怀牛膝、生赭石(轧细),生龙骨(捣碎)、生牡蛎(捣碎)、生龟甲(捣碎)、生杭芍、玄参、天冬、川楝子(捣碎)、生麦芽、茵陈,甘草。

功效:镇肝息风,滋阴潜阳。

适应证:头目眩晕,目胀耳鸣,脑中热痛,心中烦热,面色如醉,或时常嗳气,或肢体渐觉不利,口眼渐现歪斜,甚或眩晕颠仆,昏不知人,移时始醒,醒后不能复原,脉弦长有力。

十七画

礞石滚痰丸(《丹溪心法附余》)

组成:青礞石(煅)、大黄(酒洗)、沉香、黄芩(酒洗)。

功效:泻火逐痰。

适应证:痰火扰心所致的癫狂惊悸,或喘咳痰稠、大便秘结。